大人の脳活ドリル&健康生活60日

もくじ

JN013920

巻頭特集　日本認知症予防学会理事長 浦上克哉先生に聞いた

科学的に正しい認知症予防法

特別収録　運転免許認知機能検査対策模擬テスト

毎日の積み重ねで、認知症予防！
60日間脳活ドリル

各問題の下には、健康チェック欄があります。体温・血圧・体重・食べたものを毎日メモして、体調管理や記憶の補助にお役立てください。詳しい記入方法は23ページに掲載しています。

※本書の内容は、2023年3月1日現在のものです。今後、検査内容などに変更がある場合がございますので、
　実際に検査を受ける際には、最新の情報をご確認ください。
※本書に掲載している「認知機能検査模擬テスト」は、絵柄や順番が実際の試験とは異なります。
　実際の試験の問題用紙は、警視庁のホームページで確認することができます。
　https://www.npa.go.jp/policies/application/license_renewal/ninchi.html

1

認知症を招く 12のリスク因子と、リスクを上げないための3つの習慣

認知症は、ようやく予防できる時代に

ほんの10年ほど前までは、認知症は予防できない病気であると考えられていました。しかし近年の研究では、科学的に正しい認知症予防の方法が明らかになっています。

認知症の発症原因は多くありますが、現時点で確実性の高いリスク因子として指摘されているのが、次の12項目です。

運動不足（2％）、頭部外傷（3％）、過剰飲酒（1％）、知的好奇心の低さ（7％）、難聴（8％）、社会的孤立（4％）、抑うつ（4％）、喫煙（5％）、高血圧（2％）、大気汚染（2％）、糖尿病（1％）、肥満（1％）、

それぞれに示した割合をすべて合計すると40％となり、12のリスク因子すべてを取り除くことができれば、認知症の40％は予防できると言えます。

これらの12項目は科学的な根拠のある、現時点で確実なものだけをあげた数字ですから、今後さらに研究が進めば、ほかにもどんどん原因が解明されていくことでしょう。

たとえば注目を集めているのが「睡眠」です。良質な睡眠がとれている人は、アルツハイマー型認知症の原因となる物質が脳にたまりにくいという研究結果があり、睡眠の質を向上させることが認知症の予防につながる可能性が示されています。

さらに研究が進み、確実な証明ができればリスク因子の1つに加わるのではと考えられます。

科学的に正しい3つの予防習慣

これらのリスク因子の大半は、生活習慣と深く関係しています。つまり生活習慣を改善す

12のリスク因子と3つの習慣の関係

運　動

過剰飲酒 —悪化→ 生活習慣病（肥満、高血圧、糖尿病） ←悪化— 喫煙

頭部外傷

足腰の衰えによる転倒

運動不足 ←肺の機能低下— 大気汚染

悪化

抑うつ

身体機能の低下による外出回数減少

相互に悪影響

興味・関心の低下

社会的孤立 ←会話が困難・面倒になる→ 難聴 ←耳から入る情報量減少→ 知的好奇心の低さ

コミュニケーション　　　知的活動

認知機能

発症

生活に支障

早期治療・ケアをした場合

未治療の場合

生活に手助けが必要

全介助が必要

寝たきり

時間（年）

健常/MCI　　軽度　　中等度　　重度

1　2　3　4　5　6　7　8　9　10

ることで認知症の発症リスクは下げられるというわけです。

とはいえ、ふだんから12個すべてを意識しながら生活することは難しいかもしれません。ところが、じつは12のリスク因子と3つの習慣の関係を示したもので、リスク因子のほとんどが「運動」、「知的活動」、「コミュニケーション」の3つの円でカバーできることが、視覚的にわかると思います。

現代医学では、認知症がいちど発症してしまうと、発症前の状態に戻すこと（完治）はできません。進行のスピードを遅くすることはできても、確実に症状は進行していきます。だからこそ、早期発見と予防が大切。3つの習慣については、4ページから具体的な方法とともにご紹介します。ぜひご自分の生活に、無理なく取り入れてみてください。

認知症予防のカギは「MCI」にあり

認知症の予防対策は早くから取り組むほど効果的ですが、とくに真剣に取り組むべきタイミングがあります。それが、MCI（軽度認知障害）です。なにかともの忘れや失敗が増えたけ

ど取り除くことができるので、その習慣が「運動」、「コミュニケーション」、「知的活動」のことで、認知症予備軍とも言えます。この状態を放置すると、およそ1年で5～15％の人が認知症を発症しますが、予防対策を続ければ16～40％の人は健常に戻ることができるのです。

つまり、"ギリギリ認知症ではない境界ライン"であるMCIの状態を見逃さずに予防対策を始めることが、認知症を防ぐ最後の砦とも言えます。

MCIの状態を見つける方法の1つとして、車の運転があげられます。

10ページに収録の「運転時認知障害早期発見チェックリスト30」では、運転の際に認知機能の低下が影響して現れやすい事象がチェックリストになっています。12ページからの「認知機能検査模擬テスト」とあわせて、MCIを見つけるヒントとしてご活用ください。

認知症予防のための習慣の1つ「知的活動」の効果的な実践ポイントは、楽しんで続けること

8つの認知機能をまんべんなく鍛えよう

このページでは、認知症予防のための3つの習慣のうち、「知的活動」について詳しく解説します。

知的活動とは、認知機能を刺激する活動のことです。認知機能には、下の表にあげたように「注意力」「思考力」などさまざまなものがあります。私たちは日常生活のなかで、無意識にこうした数多くの認知機能を駆使しているため、認知症予防にはこれらの認知機能をまんべんなく鍛えることが大切です。

知的活動の例は、日記を書く、新聞を読むといったことなど。また、俳句や短歌、絵画、手芸などの創作活動は、五感を働かせてアイデアを思いめぐらすことで、ふだんとは違う脳の神経細胞が活性化します。パズルやゲームは頭の体操になります。し、楽器の演奏、歌、ダンスなどもおすすめです。農作業や料理も、手先と頭を同時に使うため認知症予防に効果的です。

脳の神経細胞は使わないと減り続ける

脳には100億個以上の神経細胞があるといわれています

が、日常生活で使う神経細胞はそのうちごくわずかです。使わない神経細胞は、毎日何万個も死んでいきます。このこと自体は自然現象で、高齢になるほど神経細胞は少なくなります。このことにたとえるなら、レギュラー選手、つまり日常生活で使ってく鍛えることが大切です。

これらの認知機能をまんべんなく鍛えることが大切です。

いる数多くの認知機能を駆使しているため、認知症予防にはこれらの認知機能をまんべんなく鍛えることが大切です。

ると、さらに大量の神経細胞が死に、認知機能が低下して認知症になります。

それを食い止めるのが、残った神経細胞の役割です。スポーツにたとえるなら、レギュラー選手、つまり日常生活で使って

ない神経細胞が死に、認知機能が低下して認知症になります。

れに脳への何らかの障害が加わ

8つの認知機能とその特徴

認知機能の種類	解説
視空間認知力	空間の全体的なイメージをつかむ
注意力	1つのことを続けたり、複数のものから特定のものを見つけたり、同時に注意を向けたりする
近時記憶力	あることを記憶し、いったんそのことを意識しないようになったあとにまた思い出す
作業記憶力	何かの作業を行うときに、頭の中に必要な情報を置いておく
計算力	数を理解して足し算、引き算、掛け算、割り算といった計算をする
思考力	観察や記憶によって頭の中に蓄えられた情報を整理したり、結合して新しい関係を作り出したりする
遂行力	物事を計画したり、優先順位をつけて効率的に進めたりして、目的を成し遂げる
判断力	物事を正しく認識し、目的や条件に応じて必要なものを選ぶ

いる神経細胞に障害が起きたとき、控え選手がたくさんいれば、代わりに登場して認知機能の低下を防ぐことができるのです。

ふだん使っていない神経細胞の控え選手を意識して使い、鍛えておくことが認知症予防のカギとなります。

脳トレパズルの習慣をつけよう

そこで本書がおすすめするのが、パズルです。24ページから、1日1ページ分、毎日異なる種類のパズルが載っていますので、60日間続けると、前にあげた8つの認知機能をまんべんなく鍛えることができます。また、それぞれのページには健康状態をメモできる欄も設けていますので、ちょっとした日記としてもご活用ください。

パズルに限らず、知的活動を行う際には、「自分が楽しいと感じて続けられるもの」を選ぶことが大切です。楽しく取り組めていると、脳の中で気分がよくなるホルモンが出るとともに、神経栄養因子も活発に出て、弱っている神経細胞を活性化させることが期待できます。

ただし、同じ種類の活動ばかりではなく、できれば自分が不得意と感じるものにも取り組んでみることをおすすめします。少し負荷をかけて、「がんばってやってみたら、できた！」という達成感が、とてもよい脳への刺激になります。

科学的に実証済みの「とっとり方式」とは

「とっとり方式認知症予防プログラム」とは、鳥取県・日本財団・鳥取大学が連携し、鳥取大学医学部の浦上克哉教授が中心となって開発した独自の認知症予防プログラムのことで、認知症予防に効果があることが実証されています。「運動」「知的活動」「コミュニケーション」の3つの要素を取り入れた活動を週に1回行い、認知機能と身体機能の改善をめざす内容です。

MCIの人を対象にした実証実験では、活動を通して別人のように笑顔が増え、MCIの状態から脱することができた人もいるそうです。鳥取県のウェブサイト（6ページ下参照）では、実際にとっとり方式で採用されている知的活動が紹介されていますので、ご自分に合った方法を探す参考にしてみては。

とっとり方式での知的活動スケジュール

知 的 活 動 の 流 れ

▼

❶導入（10分）
まずは参加者全員で声をそろえて「今日は何年何月何日か」を答える。
次に、一言で答えられる簡単な質問
（今日の朝ご飯、最近の出来事、しりとりなど）を出題し、それぞれ答えてもらう。

❷個人で行う知的活動（15分）
パズルや計算、塗り絵など、1人でできる課題を行う。

❸全員で行う知的活動（20分）
みんなで頭を使って楽しめるゲームなどを行う。

❹感想（5分）
今回の教室について、ポジティブに振り返りを行う。

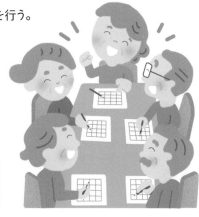

無理をせず、適度に行うのが大切

「運動」と「コミュニケーション」は元気なうちから習慣化を

毎日少しでも運動をしよう

運動は、脳の神経細胞の活性化や、生活習慣病対策、自分の力で日常生活を長く続けるための筋力や体力を維持するためにも有効です。

できれば1日30分以上、有酸素運動と筋力トレーニングの両方を行うのが理想です。

ただし、運動はやりすぎるとかえって筋力が落ちるなど、逆効果になる場合も。運動習慣のない人は、まずは15分でもいいので散歩から始めてみてくださ

い。その際、ただ歩くのではな
く、歩数を数えて、決まった数がきたら早歩きをしたり、庭先や公園の花を見ながら歩いて名前を当てたり、香りを嗅ぎながら歩くのもおすすめです。

いつもの運動にちょっとしたゲーム的な要素を加えるだけで、体だけでなく脳も一緒に鍛えられます。

また、たとえば散歩から帰ってきたらパズルをやるなど、ほかの活動と組み合わせて日課を決めて取り組むと、習慣化しやすくておすすめです。

ほかにも、生活のさまざまな場面で、こまめに体を動かす機
会を増やすだけでも運動量アップにつながります。たとえば風呂掃除や床の拭き掃除の回数を増やす、テレビを見ながら軽いスクワットをするなど、できることを探してみましょう。ふだんから歩きやすい靴を履いて、少し遠回りして歩いて買い物に行く、エスカレーターを使わずに階段を使うなども効果的です。短時間でも、毎日コツコツ続ければ十分な効果が期待できます。

前出の「とっとり方式認知症予防プログラム」での運動方法も、動画で見られますので、参考にしてみてください。

おしゃべり好きは認知症になりにくい

相手の話を理解し、適切な言

「とっとり方式認知症予防プログラム」における運動の流れ

●準備運動（10分）

深呼吸、肩甲骨運動、体幹回旋、
骨盤運動、下肢ストレッチ

●有酸素運動、筋力運動（35分）

片足立位、足踏み、足踏みしながら認知課題を行う、
椅子スクワット、サイドステップ、歩行

●整理体操（5分）

深呼吸、肩甲骨運動、体幹回旋、
骨盤運動、下肢ストレッチ

実際の方法は、鳥取県のウェブサイトで動画が紹介されています。

とっとり式　Ｑ 検索

https://www.pref.tottori.lg.jp/item/1301016.htm

認知症予防のためのコミュニケーションのコツ

1日1回はだれかと話そう！	
気心が知れた仲間と	楽しくてリラックスできる 脳はあまり使わなくても会話ができてしまう
あまり知らない人と	慎重に言葉を選び、敬意を持って対応する 必要がある、脳をフル回転させることができる
社会的な役割を持つ	会議や打ち合わせなどで積極的に発言する 脳をフル回転する機会になる

コミュニケーションが苦手な人は……	
目標を小さくする	すれ違った人に挨拶、店員さんに 話しかける、孫に電話するなど、 少しがんばればできそうなことから挑戦する
目標達成の ハードルを下げる	「〜しなければならない」ではなく、 「〜できたらいいな」と考える
ペットとの コミュニケーション	ペットは言葉をしゃべれない分、こちらで いろいろ考えて世話をする必要がある ペットのストレスや感染などに注意 ペット型のロボットも選択肢に

葉を選んで返答し、相手の表情にも気を配る。人との会話に必要なこうした複雑な作業は、脳の神経細胞を大いに刺激します。

コロナ禍になり、思い切りおしゃべりを楽しむ機会が減ってしまったという人もいるかもしれません。電話やオンラインでもよいので、なるべく人と話す機会を設けましょう。

ただし、いつもおなじみの友だちや仲良しグループ、家族との会話ばかりというのは、認知症予防の観点からするとあまりよくありません。気心の知れた人が相手だと、大体の返答が予想できてしまい、相手に気を使いながら話したり、想像力を使ったりすることが少なくなり、あまり頭を使わずに会話ができるためです。できるだけ年齢や立場の異なる人と、多少の緊張感を伴う会話ができると、脳の神経細胞はさらに活発化します。

では、知らない人と話すのが苦手という人はどうしたらよいでしょうか。認知症予防のためだからと無理をするのは逆効果。苦手なことを無理やりするとストレスになり、脳に悪い影響を及ぼしてしまいます。

そこで、上の表でコミュニケーションのコツをいくつかあげていますので、無理のない範囲で練習してみることをおすすめします。

また、見落とされがちで意外と大切なのが、歯と口のメンテナンスです。歯が少ない、入れ歯が合っていないなどのトラブルがあると、発音が悪くなり、スムーズな会話の妨げに。歯周病が進行すると口臭がひどくなり、会話が楽しめなくなります。しっかりとよく噛んで食べることで脳への血流が増え、認知症予防につながるという研究報告もあり、認知症予防に関係が深いポイントだと言えます。

楽しみながら習慣化する工夫を

本書でご紹介した認知症予防の活動について、すでに知っていることが多いと感じた人もいるかもしれませんが、目新しい情報に飛びつくのではなく、科学的に正しい方法を習慣化することが大切です。ぜひ、自分なりに楽しみながら実践できる方法を探して、続けてみてください。

運転免許認知機能検査模擬テスト で

75歳 からの免許更新対策！

免許更新の流れ

は2022年5月から新設

70〜74歳 — 一定の違反歴 なし

75歳以上 — 一定の違反歴 あり

認知機能検査
- 認知症のおそれ なし
- 認知症のおそれ あり

運転技能検査
※くり返し受験可
- 合格
- 不合格 → 免許証を更新できない

医師の診断
- 認知症でない
- 認知症である → 免許取り消しなど

高齢者講習
- ・講義（座学）
- ・運転適性検査
- ・実車指導
→ 免許証の更新

模擬テストで事前に練習してみよう

75歳以上のドライバーの免許更新では、必ず「認知機能検査」を受けなければなりません。[1] このテストは、記憶力や判断力を測定する検査で、2022年5月に現在の新形態に変更されました。「手がかり再生」と「時間の見当識」という2つの検査項目について、検査用紙に記入する方法、または検査に必要なソフトウェアが搭載されたタブレットを使い、タッチペンで画面に直接文字を書き込んで行います。

本書では、実際の検査に基づいて作成した問題を模擬テストとして収録していますので、本番の検査の際に戸惑わないよう、事前の練習にご活用ください（12ページから）。

認知機能検査は、あくまでも検査を受けた人の記憶力・判断力が低下しているかどうかを簡易に確認するもので、医学的な診断を行うものではありません が、本書3ページで紹介した、MCI（軽度認知障害）を見つける大きなチャンスになると考えられます。[2]

NPO法人高齢者安全運転支援研究会では、車を運転するのに必要な「認知」「判断」「操作」にかかわる脳の働きを「運転脳」と呼んでいます。

これらの脳の働きは、本書4ページで紹介した8つの認知機能にも含まれるもので、こうした認知機能の低下は、車の運転にも大きく影響します。

また、運転脳の衰えに加え、年を取ればだれでも、筋力、視野・視力、基礎体力、柔軟性などの身体機能も衰えるもの。ところが、身体機能より、認知機

「運転脳」を鍛えることが認知症予防にもつながる

判断力
考えるスピードが遅くなり、右折や合流のタイミングに迷ったりする。

注意力
必要な情報を見落としたり、目には入っているのに頭で意識しなくなったりする。

視空間認知力
車と目標物との距離を正しくつかめず、幅寄せが下手になったり、車間を詰めすぎたりする。

記憶力
少し前のことが思い出せなくなり、探し物が増えたり、立ち寄る予定の場所を素通りしたりする。

見当識
時間や場所などの認識が薄れ、出かける日時を間違えたり、方向を見失ったりする。

遂行力
状況を認知、判断してから行動するまでに時間がかかり、ハンドルやブレーキ操作が遅くなる。

運転脳の（認知機能）衰え

能のほうが衰えに無自覚な人が多いという点に注意が必要です。身体機能が落ちた時点で、認知機能の低下も始まっていると考えたほうがよいでしょう。

たとえ「運転には自信がある」という人であっても、10ページで紹介するチェックリストで、定期的に自分の運転脳の衰え度をチェックしてみることをおすすめします。

運転をやめると認知症になりやすくなる

自分の運転に不安を感じたら、免許の自主返納を選択することもできますが、まだまだ元気で運転もしっかりとできている人ほど、自主返納をするというケースも見受けられます。ところが、あまり早くに運転をやめてしまうと、かえって心身の機能低下を招きやすくなるという指摘も。国立長寿医療研究センターの研究では、「運転を中止した高齢者は、運転を継続していた高齢者と比較して、要介護状態になる危険性が約8倍に上昇する」と報告されています。

公共交通の充実していない地域では、車は生活のために欠かせないものです。また、車の運転そのものが楽しみで、自尊心と結びついている人も多くいるのではないでしょうか。免許返納によって行動範囲が狭くなり、社会参加の機会が減って行動意欲も低下し、認知症になりやすくなるという可能性もあります。

長く運転を続けるためにも、意識して脳と体を鍛えて、認知機能の低下を防ぐことが必要です。これが認知症予防につながり、運転をあきらめないことにもつながります。

予防は早めに始めることと、継続することが大切。24ページからの、楽しく続けることで認知機能を鍛えられる脳トレドリルを、ぜひお役立てください。

運転時認知障害早期発見チェックリスト30 で あなたのリスクを発見！

認知機能の低下が影響して車の運転時に現れやすい事象をまとめたリストです。
5項目以上にチェックが入る人は要注意。年に1度はチェックして、
チェック項目が増えるようなことがあれば専門医や専門機関の受診を検討しましょう。

番号	運転時認知障害早期発見チェックリスト 30	チェック欄
1	車のキーや免許証などを探し回ることがある。	
2	今までできていたカーステレオやカーナビの操作ができなくなった。	
3	トリップメーターの戻し方や時計の合わせ方がわからなくなった。	
4	機器や装置（アクセル、ブレーキ、ウィンカーなど）の名前を思い出せないことがある。	
5	道路標識の意味が思い出せないことがある。	
6	スーパーなどの駐車場で自分の車を停めた位置がわからなくなることがある。	
7	何度も行っている場所への道順がすぐに思い出せないことがある。	
8	運転している途中で行き先を忘れてしまったことがある。	
9	よく通る道なのに曲がる場所を間違えることがある。	
10	車で出かけたのに他の交通手段で帰ってきたことがある。	
11	運転中にバックミラー（ルーム、サイド）をあまり見なくなった。	
12	アクセルとブレーキを間違えることがある。	
13	曲がる際にウィンカーを出し忘れることがある。	
14	反対車線を走ってしまった（走りそうになった）。	
15	右折時に対向車の速度と距離の感覚がつかみにくくなった。	
16	気がつくと自分が先頭を走っていて、後ろに車列が連なっていることがよくある。	
17	車間距離を一定に保つことが苦手になった。	
18	高速道路を利用することが怖く（苦手に）なった。	
19	合流が怖く（苦手に）なった。	
20	車庫入れで壁やフェンスに車体をこすることが増えた。	
21	駐車場所のラインや、枠内に合わせて車を停めることが難しくなった。	
22	日時を間違えて目的地に行くことが多くなった。	
23	急発進や急ブレーキ、急ハンドルなど、運転が荒くなった（と言われるようになった）。	
24	交差点での右左折時に歩行者や自転車が急に現れて驚くことが多くなった。	
25	運転している時にミスをしたり危険な目にあったりすると頭の中が真っ白になる。	
26	好きだったドライブに行く回数が減った。	
27	同乗者と会話しながらの運転がしづらくなった。	
28	以前ほど車の汚れが気にならず、あまり洗車をしなくなった。	
29	運転自体に興味がなくなった 。	
30	運転すると妙に疲れるようになった。	

注意事項　運転時認知障害早期発見チェックリスト30は、あくまで認知機能の病的障害を念頭に専門機関への受診を検討する際の目安であり、判断するのは本人やご家族です。

特定非営利活動法人高齢者安全運転支援研究会［監修］日本認知症予防学会理事長 浦上克哉

認知機能検査 模擬テストの 使 い 方

［模擬テスト実施時の注意］

● 携帯電話や時計は目に見えない場所にしまってください。
● 回答中は声を出さないでください。
● 間違えたときは、消しゴムは使わずに、二重線で訂正してください。
● タイマーなどを利用し、制限時間を必ず守るようにしてください。

［採点］

● 模擬テストが終わったら採点を行います。19ページを見て点数をつけてください。

［結果判定］

● 採点が終わったら、以下の「総合点の算出方法と分類」をもとに総合点を計算し、点数によって結果の判定を行います。

［総合点の算出方法と分類］

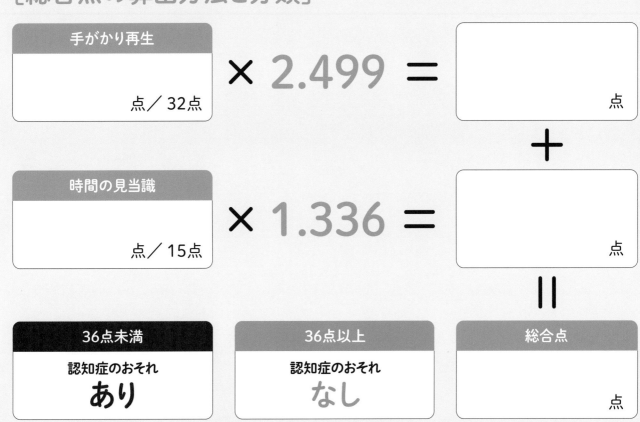

手がかり再生
点／32点

× 2.499 =

点

＋

時間の見当識
点／15点

× 1.336 =

点

＝

36点未満	36点以上	総合点
認知症のおそれ **あり**	認知症のおそれ なし	点

※認知機能検査は、受検者の記憶力や判断力の状況を確認するための簡易な手法であり、医師の行う認知症の診断や医療検査に代わるものではありません。

認知機能検査　検査用紙

①まず、ご自分の名前を記入してください。
　ふりがなはいりません。

②ご自分の生年月日を記入してください。

名前 （なまえ）	
生年月日 （せいねんがっぴ）	明治（めいじ） 大正（たいしょう）　　　　年（ねん）　　　　月（がつ）　　　　日（にち） 昭和（しょうわ）

手がかり再生 ［イラストの記憶］

これから、いくつかの絵を見ていただきます。あとで何の絵があったかすべて答えていただきますので、よく覚えてください。絵を覚えるためのヒントも出しますので、ヒントを手がかりに覚えるようにしてください。

記憶時間：イラスト4枚につき約1分

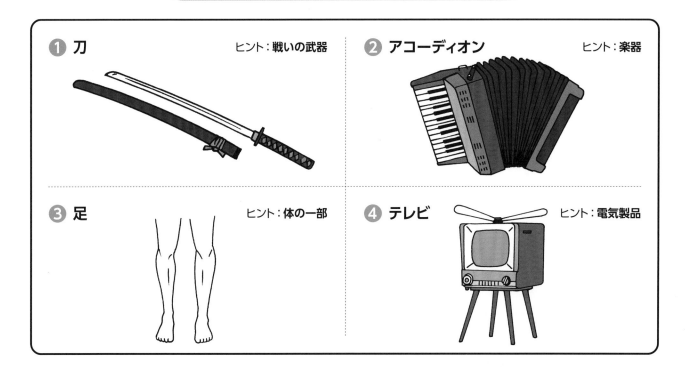

① 刀　　　　ヒント：戦いの武器

② アコーディオン　　ヒント：楽器

③ 足　　　　ヒント：体の一部

④ テレビ　　ヒント：電気製品

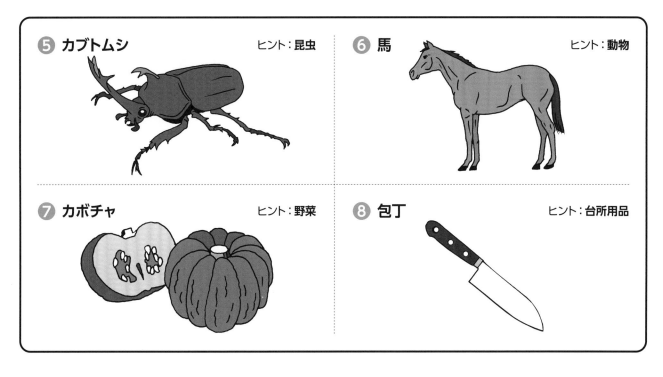

⑤ カブトムシ　　ヒント：昆虫

⑥ 馬　　　　ヒント：動物

⑦ カボチャ　　ヒント：野菜

⑧ 包丁　　　ヒント：台所用品

手がかり再生 ［イラストの記憶］

前のページの続きです。ヒントを手がかりに覚えるようにしてください。

●13・14ページの絵を記憶します。実際の検査では、絵が4枚ずつタブレットの画面に表示され、音声での説明を聞きながら、合計16枚の絵を記憶します。ヒントも、音声で出されます。ヒントを手がかりにして絵を記憶するようにしてください。

例：「これは、大砲です。これは、オルガンです」と順に説明したうえで、「この中に楽器があります。それは何ですか?」と1つ1つヒントを出し、回答を確認して記憶を促します。

●記憶時間は、4枚につき約1分です。1つの絵を約15秒で記憶します。

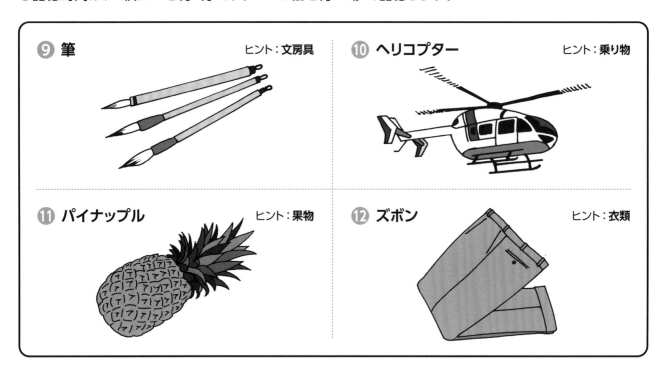

⑨ 筆　　　ヒント：文房具

⑩ ヘリコプター　　　ヒント：乗り物

⑪ パイナップル　　　ヒント：果物

⑫ ズボン　　　ヒント：衣類

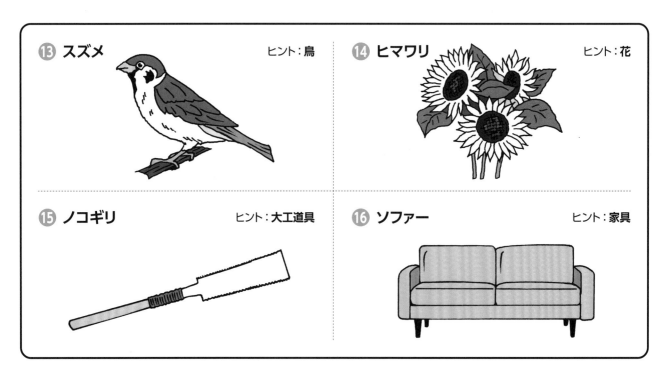

⑬ スズメ　　　ヒント：鳥

⑭ ヒマワリ　　　ヒント：花

⑮ ノコギリ　　　ヒント：大工道具

⑯ ソファー　　　ヒント：家具

介入問題

この下には、たくさん数字が書かれた表があります。指示をした数字に斜線を引いてください。

記入例　　　　──────────────→

「1と4」に斜線を
引いてください。

1	3	1	4	6	2	4	7	3	9
8	6	3	1	8	9	5	6	4	3

問1　「1と8」に斜線を引いてください。　　回答時間：約30秒

問2　「3と5と7」に斜線を引いてください。　　回答時間：約30秒

9	3	2	7	5	4	2	4	1	3
3	4	5	2	1	2	7	2	4	6
6	5	2	7	9	6	1	3	4	2
4	6	1	4	3	8	2	6	9	3
2	5	4	5	1	3	7	9	6	8
2	6	5	9	6	8	4	7	1	3
4	1	8	2	4	6	7	1	3	9
9	4	1	6	2	3	2	7	9	5
1	3	7	8	5	6	2	9	8	4
2	5	6	9	1	3	7	4	5	8

手がかり再生 [自由回答] 回答用紙

13・14ページで記憶した絵を思い出して、できるだけ全部書いてください。回答の順番は問いません。「漢字」でも「カタカナ」でも「ひらがな」でもかまわないので、思い出した順に書いてください。書き損じた場合は、二重線で訂正してください。

回答時間：約3分

❶ ＿＿＿＿＿＿＿＿＿＿＿＿

❷ ＿＿＿＿＿＿＿＿＿＿＿＿

❸ ＿＿＿＿＿＿＿＿＿＿＿＿

❹ ＿＿＿＿＿＿＿＿＿＿＿＿

❺ ＿＿＿＿＿＿＿＿＿＿＿＿

❻ ＿＿＿＿＿＿＿＿＿＿＿＿

❼ ＿＿＿＿＿＿＿＿＿＿＿＿

❽ ＿＿＿＿＿＿＿＿＿＿＿＿

❾ ＿＿＿＿＿＿＿＿＿＿＿＿

❿ ＿＿＿＿＿＿＿＿＿＿＿＿

⓫ ＿＿＿＿＿＿＿＿＿＿＿＿

⓬ ＿＿＿＿＿＿＿＿＿＿＿＿

⓭ ＿＿＿＿＿＿＿＿＿＿＿＿

⓮ ＿＿＿＿＿＿＿＿＿＿＿＿

⓯ ＿＿＿＿＿＿＿＿＿＿＿＿

⓰ ＿＿＿＿＿＿＿＿＿＿＿＿

8 手がかり再生 [手がかり回答] 回答用紙

13・14ページの絵を、回答欄に書かれたヒントを手がかりにもう一度思い出して、できるだけ全部書いてください。「漢字」でも「カタカナ」でも「ひらがな」でもかまわないので、思い出した順に書いてください。書き損じた場合は、二重線で訂正してください。

回答時間：約3分

❶ 戦いの武器

_____

❷ 楽器

_____

❸ 体の一部

_____

❹ 電気製品

_____

❺ 昆虫

_____

❻ 動物

_____

❼ 野菜

_____

❽ 台所用品

_____

❾ 文房具

_____

❿ 乗り物

_____

⓫ 果物

_____

⓬ 衣類

_____

⓭ 鳥

_____

⓮ 花

_____

⓯ 大工道具

_____

⓰ 家具

_____

時間の見当識 回答用紙

以下の質問にお答えください。

● 「何年」と聞く質問がありますが、「なにどし」ではありません。
　干支（えと）で回答しないでください。

● 「何年」の回答は、西暦でも和暦でもかまいません。
　和暦とは、元号を用いた言い方です。

● 書き直す場合は、二重線で訂正してください。

回答時間：約3分

質　問	回　答
今年（ことし）は何年（なんねん）ですか?	年（ねん）
今月（こんげつ）は何月（なんがつ）ですか?	月（がつ）
今日（きょう）は何日（なんにち）ですか?	日（にち）
今日（きょう）は何曜日（なんようび）ですか?	曜日（ようび）
今（いま）は何時何分（なんじなんぷん）ですか?	時（じ）　　　分（ふん）

認知機能検査 模擬テストの解答と解説

手がかり再生は最大32点、時間の見当識は最大15点となります。解説を参考にしながら採点してみましょう。

1 手がかり再生　最大32点

採点方法

1つのイラストにつき、自由回答が正答の場合は2点
手がかり回答のみ正答の場合は1点

解　説

手がかり回答時において、1つのヒントに2つ以上の回答をしてはいけません。
　例:「楽器」に対して「オルガン、琴」などの複数回答は不正解になります。

また、回答の順序は採点の対象外とし、与えられたヒントに対応していない
場合であっても、正しく回答されていれば正答とします。
　例:ヒントである「動物」の欄に、昆虫の正答を記入した場合など。

2 介入問題　配点なし

この課題は、手がかり再生の「イラストの記憶」から「回答」までに、
一定の時間を空けることを目的としたものであるため、採点の対象にはなりません。

3 時間の見当識　最大15点

採点方法

「**年**」正答の場合は5点　　　「**月**」正答の場合は4点　　　「**日**」正答の場合は3点
「**曜日**」正答の場合は2点　　「**時間**」正答の場合は1点

解　説

西暦、和暦のいずれでもかまいませんが、和暦の場合において、検査時の元号以外の元号を用いた場合には誤答となります。
現在の年を過去の元号に置き換えた場合（例：令和5年を平成35年）は、正しい元号を記載していないため、誤答となります。
西暦「2023年」と回答する意図で「23年」と省略した場合においては、正答となります。
「タッチペン（鉛筆）を持って、始めてください」といった時刻を「検査時刻」とし、「検査時刻」から前後それぞれ30分以上ずれる場合は誤答となります。また、「午前」および「午後」の記載の有無は問われません。検査中は時計を見られないため、受検前に時間を確認してください。
検査時刻が「9時40分」で、回答が「10時10分」の場合、回答が検査時刻から30分以上ずれていることから、誤答となります。

※検査内容は、今後、変更される可能性があります。

8つの認知機能「力」とは?

日本認知症予防学会理事長で鳥取大学医学部教授・浦上克哉先生によりますと、認知症を予防する3つの習慣は、「運動」「知的活動」「コミュニケーション」だと言います。

運動とは有酸素運動や筋力トレーニングなど、コミュニケーションは会話や社会活動などで積極的に他者と関わる習慣のことです。

本書『大人の脳活ドリル&いきいき健康生活60日』は、3つの習慣のうち「知的活動」を鍛えるためにパズルで楽しみながら、認知機能をまんべんなく鍛えることを目的としています。

主な認知機能には8種類のものがあります。その8つとは「思考力」「視空間認知力」「注意力」「作業記憶力」「計算力」「近時記憶力」「判断力」「遂行力」です。

次にそれぞれの力について、簡単に説明します。

① 思考力

まずは思考力です。これは「観察や記憶によって頭の中に蓄えられた情報を整理したり、結合して新しい関係を作り出したりする能力」です。

周囲の人とおしゃべりしたり、メールや文章を書くときに必要となります。そのため思考力が低下すると、周囲の人との円滑なコミュニケーションが取りにくくなり、孤立する原因の1つになります。

② 視空間認知力

2番目の視空間認知力とは「空間の全体的なイメージをつかむための能力」です。言い換えれば「目に見える範囲(視界)にある物の配置を正確に把握する能力」でもあります。

視空間認知力が低下すると、自動車の運転で以前はできていた車庫入れがうまくいかなくなったり、椅子にきちんと座れなくなったりします。

③ 注意力

3番目に注意力。これは「1つのことを続けたり、複数のものから特定のものを見つけたり、同時に注意を向けたりするための能力」です。

注意力が低下すると、つねに周囲の状況に気を配らないといけない自身しないようになった後にまた思

④ 作業記憶力

4つ目の作業記憶力とは「何かの作業を行うときに、頭の中に必要な情報を置いておく能力」です。

作業記憶力が低下すると、これまで問題もなくできていた家事や仕事がスムーズにできなくなります。また必要な記憶が思い出しにくくなり、順番を間違えたり、作業の手が止まったりして、日常生活を円滑にこなせなくなってしまいます。

⑤ 計算力

次は計算力。ズバリ「数を理解して足し算・引き算・掛け算・割り算といった計算をする能力」です。

日常生活では計算力を必要とする場面が頻繁に出てきます。この力が低下すると、買い物の際にお釣りの計算ができない、バスや電車の出発までの空き時間を間違えるなど、いろいろと不都合が生じます。

⑥ 近時記憶力

6番目の近時記憶力とは「あることを記憶し、いったんそのことを意識しないようになった後にまた思

動車の運転に支障をきたしたり、料理の際に火にかけた鍋の様子に気をつけながら包丁で食材を切ったりといった、複雑なことについて理解したり、反応したりすることが困難になります。

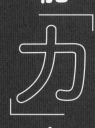

④ 作業記憶力

4つ目の作業記憶力とは「何かの作業を行うときに、頭の中に必要な情報を置いておく能力」です。

作業記憶力が低下すると、これまで問題もなくできていた家事や仕事がスムーズにできなくなります。また必要な記憶が思い出しにくくなり、順番を間違えたり、作業の手が止まったりして、日常生活を円滑にこなせなくなってしまいます。

⑤ 計算力

次は計算力。ズバリ「数を理解して足し算・引き算・掛け算・割り算といった計算をする能力」です。

日常生活では計算力を必要とする場面が頻繁に出てきます。この力が低下すると、買い物の際にお釣りの計算ができない、バスや電車の出発までの空き時間を間違えるなど、いろいろと不都合が生じます。

⑥ 近時記憶力

6番目の近時記憶力とは「あることを記憶し、いったんそのことを意識しないようになった後にまた思

出すという能力」です。

近時記憶力が低下すると、数日前にした約束を忘れる、自分である場所にしまったことを忘れて財布が盗まれたと勘違いするなど、記憶障害と呼ばれる症状に近くなります。

⑦ 判断力

7つ目の判断力とは「物事を正しく認識し、目的や条件に応じて必要なものを選ぶのに欠かせない能力」です。注意力と同様、「自動車の運転」に必須の能力でもあります。

判断力が低下すると交通事故に遭ったり、特殊詐欺に引っかかったりといった、身の危険や経済的損失に直結する事態に見舞われかねません。

⑧ 遂行力

最後に遂行力。これは「物事を計画したり、優先順位をつけて効率的に進めたりして、目的を成し遂げるために必要な能力」です。

遂行力が低下すると、段取りよく物事が進められなくなったり、料理などの家事をスムーズに進められなくなったりします。

ここまで、8種類の認知機能について説明してきました。次ページではそれらの力を効率よく鍛えるパズルがどんなものかについて、説明していきましょう。

このパズルがこの「力」に効く!

本書には全部で17種類のパズルが、60日間にわたって出てきます。

それぞれのパズルが前のページで説明した8つの認知機能能力のどれを鍛えるか、それぞれの「力」に沿って解説します。

① 思考力を鍛えるパズル

パズルで思考力を鍛える種類としては「しりとり」や「クイズ」「連想ゲーム」などがあげられます。

本書では、5文字や6文字の言葉をしりとりでつなぐように、空いたマスに文字を入れる《穴埋めしりとり》、「こじんしゅう→主人公」のように文字を並べ替えて三字熟語・四字熟語を作り漢字で書く《並べ替え熟語作り》、「かん・ち・がい」のように5文字の言葉を「2文字・1文字・2文字」というように分けてばらばらに配置し、つなげて元の言葉にする《言葉つなぎ》という3種類のパズルを用意しました。会話を正しく進めるためにも、また正しく言葉を記憶するためにも、これらのパズルを役立ててください。

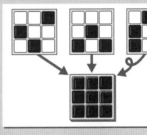

●思考力を鍛える《穴埋めしりとり》はリストの文字を入れて、しりとりを作る。答えは「おもてなし」→「しくらめん」

●重ねると9マスがすべて黒くなる3枚の板を見つける《重ねてタイル》。頭の中で重ねる作業が視空間認知力の鍛錬に

●分解された漢字を復元する《バラバラ二字熟語》では、視空間認知力とともに記憶を引き出す作業でさらに脳を鍛える

●ひと組だけの同じ文字や数字の並びを見つけ出す《ワンペア探し》で注意力を鍛える。上の例には「花」が2つある

② 視空間認知力を鍛えるパズル

視空間認知力を鍛えるには図画工作がストレートに役立ちます。絵を描いたり日曜大工をしたりすればこの力が鍛えられますし、塗り絵も効果的です。

本書ではこの力を鍛えるため、塗り絵の応用として特定のピースを鉛筆で塗りつぶし絵柄を浮き上がらせる《ピース塗り絵》を用意しました。

また、9つのマスに黒いタイルが3カ所ずつ入った5枚の板のうち、3枚の板を選んでうまくピッタリ合わせると9つのマスすべてが黒くなるのはどれかを見つける《重ねてタイル》も効果的です。

さらに応用形として、漢字のパーツをバラバラにしたものを組み合わせてどんな熟語ができるかを答える《バラバラ二字熟語》もあります。

出てきた絵柄が何であるかをイメージする、頭の中でタイルを重ねる、同じく頭の中で漢字を組み立てる、これらの頭脳の働きが視空間認知力を鍛えてくれます。

③ 注意力を鍛えるパズル

注意力を手軽に鍛えられるものは「文字探しゲーム」です。これはたとえば今日の新聞一面のうち「が」と「を」はいくつ出てくるかを10分以内に数えるというようなものです。

パズルとしてはもう一段進めて、いろいろな大きさや書体の文字や数字のうちからひと組だけある同じ文字や数字を見つける《ワンペア探し》を用意しました。また、上下の絵で7つの違っている箇所を見つける《まちがい探し》に、熟語の読みをしりとりしながらスタートからゴールへたどる《熟語しりとり迷路》もあります。

いずれも注意力を鍛えるのに適切な「ちょっと難しくて、解けると達成感がある」レベルのものを集めましたので、効率よく注意力を鍛えてください。

④作業記憶力を鍛えるパズル

作業記憶力を鍛えるのに効果的な日常生活での行動としては「料理」があげられます。料理のレシピをひと通り頭に入れておき、段取りを考えながら効率よく次々と料理を作るのは作業記憶力のたまものです。

この力を鍛えるパズルとしては、おなじみの「クロスワード」や、これまた人気の「ナンバープレース」といったものが最適です。

本書ではタテのカギ、ヨコのカギで解くタイプとは異なる《ナンバークロスワード》や《漢字詰めクロスワード》を集めました。

また「ナンバープレース」は9マス×9マスに「1〜9」を入れるオーソドックスなものではなく、比較的とっつきやすい、6マス×6マスに1〜6を入れるタイプの《6×6ナンプレ》を用意しました。

これらを解くことで作業記憶力を楽しみながら鍛えてください。

⑤計算力を鍛えるパズル

計算力を鍛えるには、ストレートに「計算問題」を解くことが最も効果的ではありますが、ただ単に足し算や引き算などを解くだけでは飽きてしまいがちです。

そこで本書では指定されたマーク内の数字を足し合わせる《マーク計算》、アナログ時計やデジタル時計を表示して「何時間何分後（前）は何時？」を答えさせるといった《時計計算》、マッチ棒を動かして正しい計算式にする《マッチ棒計算》の3種類を揃えました。ふつうの計算とは趣が異なる、バラエティあふれる計算パズルを楽しんで、知らず知らずのうちに計算力を身につけてください。

⑥近時記憶力を鍛えるパズル

近時記憶力を鍛えるうえで最も効果的なのは、トランプの「神経衰弱」です。伏せたトランプを2枚めくって同じ数字のカードを当てるというゲームですね。

とても基本的なものでは、人生100年時代に必要になるのは作業記憶力の項でも取り上げた、「料理」です。

近時記憶力を鍛えるパズルとしては本書で取り上げた《記憶合わせ＆計算》が効果的です。「運転免許認知機能検査模擬テスト」とよく似ていますが、ページの上に並んだ絵（トランプのカードや動物）を覚え、その後、上の絵などで隠してページ中央の計算式を解いて、解き終わったら上の絵柄に関する質問に答えるというものです。

「最近覚えたことを忘れる」、いわゆる「もの忘れ」を予防するために、近時記憶力をしっかりと鍛えましょう。

⑦判断力を鍛えるパズル

判断力を鍛えるのに向いているパズルとしては「ジグソーパズル」が最適です。本来の絵柄と、ばらばらになったピースを見比べて、正しい場所を判断していくパズルです。

本書では、ピースをばらばらにしなくてもできる《イラストジグソー》というパズルを用意しました。ある絵をジグソーパズルにしてばらばらになったピースを配置し、どこにも当てはまらないピース3つを見つけるというものです。

このパズルを解いて判断力の低下を防いでください。

⑧遂行力を鍛えるパズル

最後に遂行力です。遂行力がとくに必要になるのは作業記憶力の項でも取り上げた、「料理」です。「料理」をうまく行うことで遂行力自体が鍛えられるとも言えますが、そのほか手芸や折り紙、楽器演奏などこの力を鍛えるのに役立ちます。本書における遂行力を鍛えるパズルとしてはとくにこれというものはなく、強いて言えば作業記憶力を鍛えるパズルでも取り上げた、「ナンプレ」や「クロスワード」が効果があると言えそうですが、本書に載っているパズルをすべて目標通りに解き切ることが、遂行力を鍛える近道といえます。

ぜひ本書を十分に活用して、ほかの7つの力とともに遂行力を鍛え上げてください。

4	2	5	1	3	6
1	6	3	4	2	5
5	1	2	6	4	3
3	4	6	5	1	2
2	5	1	3	6	4
6	3	4	2	5	1

●作業記憶力と論理的思考を使う《6×6ナンプレ》。タテ行・ヨコ行・太線で囲まれたブロックに1〜6の数字を入れるパズル

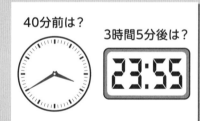

40分前は？　3時間5分後は？　23:55

●時計の時間から指定の時間を計算する《時計計算》。上の例の答えはどちらも3時。2種類の時計を使って計算力を鍛えられる

パズルページの 使い方

1日1ページで60日間の脳のトレーニングパズルが出題されます。
毎日できる時間に楽しみながらチャレンジしましょう。以下の使い方を見て、
正解した数や健康チェック欄に毎日記入した項目を自己診断にお役立てください。

このパズルで、おもに鍛えられる認知機能力です。

問題文です。よく読んでからチャレンジしましょう。

挑戦日
問題を解いた日を記入しましょう。

かかった時間
この問題を解くのにかかった時間を記入しましょう。

正答数
解答ページを見て答え合わせして、正解した数を記入しましょう。《まちがい探し》は見つけられた数、《記憶合わせ&計算》は覚えていた絵の数を記入してください。

健康チェック
問題を解いた日の体温・血圧・体重を測って記入しておきましょう。
また、朝食・昼食・夕食で食べたものを簡単に記入しておくことで60日分の食事メモとして使用できます。

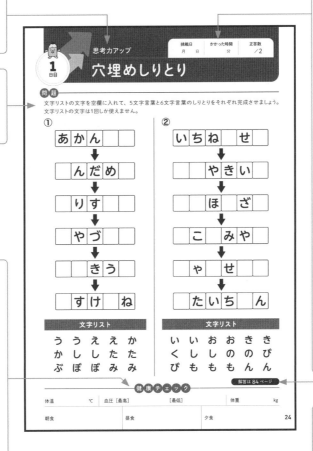

この問題の答えが載っているページです。答え合わせをしましょう。

認知機能力の苦手分野を見つける

健康チェックで体調の変化を振り返るほかにも、たとえば15日ごとに「正答数」を見直してみると、
20〜22ページで解説した認知機能力の苦手な分野がわかります。
同じパズルで間違いが多かった場合、そのパズルで鍛えられる認知機能力に注目して、
次に同じ認知機能を鍛えるパズルを解くときにはゆっくり確実に解いてみましょう。

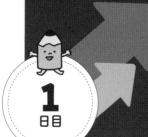

穴埋めしりとり

問題

文字リストの文字を空欄に入れて、5文字言葉と6文字言葉のしりとりをそれぞれ完成させましょう。
文字リストの文字は1回しか使えません。

①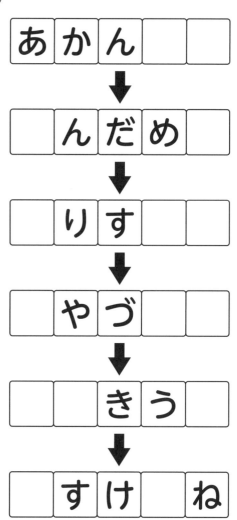

あ か ん ☐ ☐
↓
☐ ん だ め ☐
↓
☐ り す ☐ ☐
↓
☐ や づ ☐ ☐
↓
☐ ☐ き う ☐
↓
☐ す け ☐ ね

文字リスト

う　う　え　え　か
か　し　し　た　た
ぶ　ぼ　ぼ　み　み

②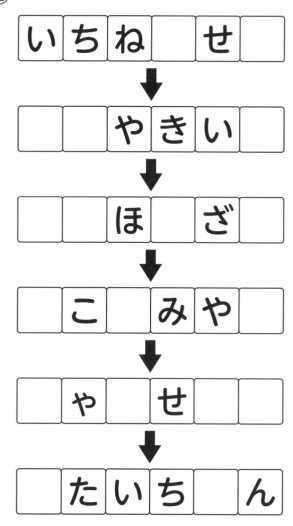

い ち ね ☐ せ ☐
↓
☐ ☐ や き い ☐
↓
☐ ☐ ほ ☐ ざ ☐
↓
☐ こ ☐ み や ☐
↓
☐ や ☐ せ ☐ ☐
↓
☐ た い ち ☐ ん

文字リスト

い　い　お　お　き　き
く　し　し　の　の　び
び　も　も　も　ん　ん

解答は84ページ

健康チェック

体温	℃	血圧 [最高]	[最低]	体重	kg

朝食	昼食	夕食	

2日目

重ねてタイル

問題

黒いタイルがいくつか入ったA〜Eの板のうち、3枚をぴったり重ねると9つのマスすべてが黒いタイルになる板はどれでしょうか。アルファベット3つで答えましょう。白いところは透明です。板は回転できますが、裏返して使うことはできません。

A

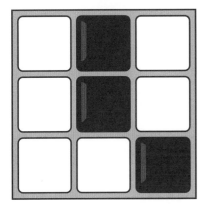

B

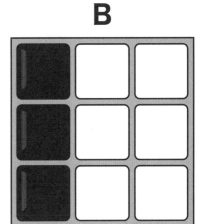

C

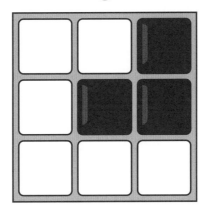

D

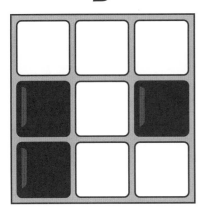

E

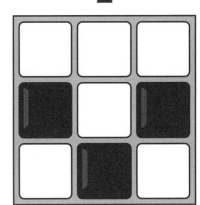

答え ☐ ☐ ☐

解答は84ページ

健康チェック

体温　　　　℃	血圧 [最高]　　　　　　[最低]	体重　　　　kg

朝食	昼食	夕食

注意力アップ

まちがい探し

挑戦日	かかった時間	正答数
月　日	分	／7

問題

上と下のイラストには、違うところが7か所あります。7つすべてのまちがいを見つけて、○で囲んでください。

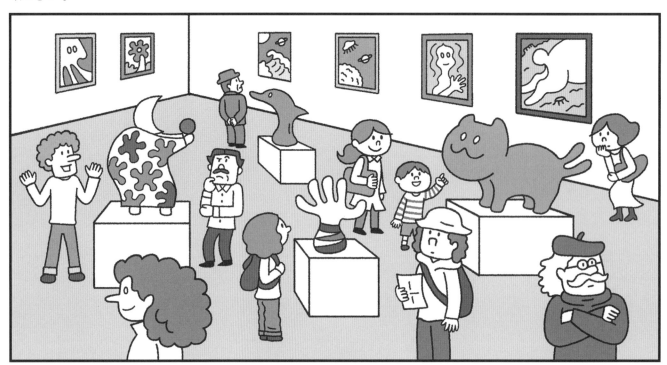

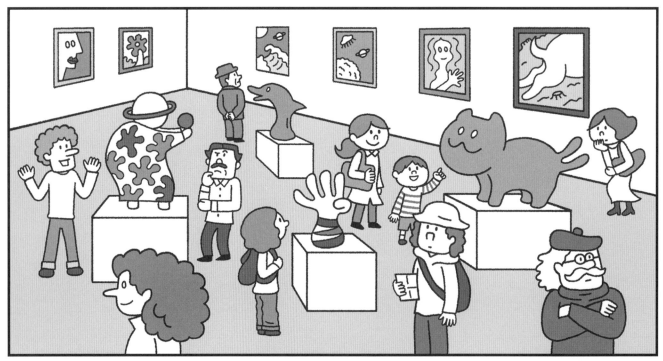

解答は84ページ

健康チェック

体温　　　℃	血圧［最高］　　　［最低］	体重　　　kg
朝食	昼食	夕食

26

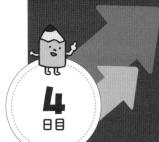

4日目

ナンバークロスワード

問題

同じ数字のマスに同じカタカナが入ります。すでに出ているカタカナをヒントに、クロスワードと同じように言葉を入れていきます。下にある数字⇔文字対応表にカタカナをメモして、どの数字にどのカタカナが入るかを確認しながら完成させてください。

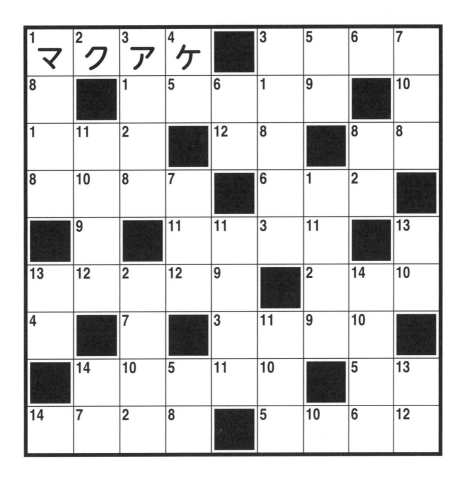

数字⇔文字対応表

1	2	3	4	5	6	7	8	9
マ	ク	ア	ケ					

10	11	12	13	14

解答は84ページ

健康チェック

体温　　　℃	血圧 [最高]　　　　　　[最低]	体重　　　kg

　朝食　　　　　　　　　　　昼食　　　　　　　　　　　夕食

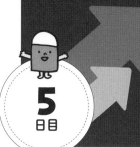
マーク計算

問題

指定されたマーク（記号やイラスト）の中にある数字をすべて足しましょう。角度や大きさにまどわされずに指定のマークを見つけ出して、合計数を答えてください。

と　　2つのマークの合計は？　　答え

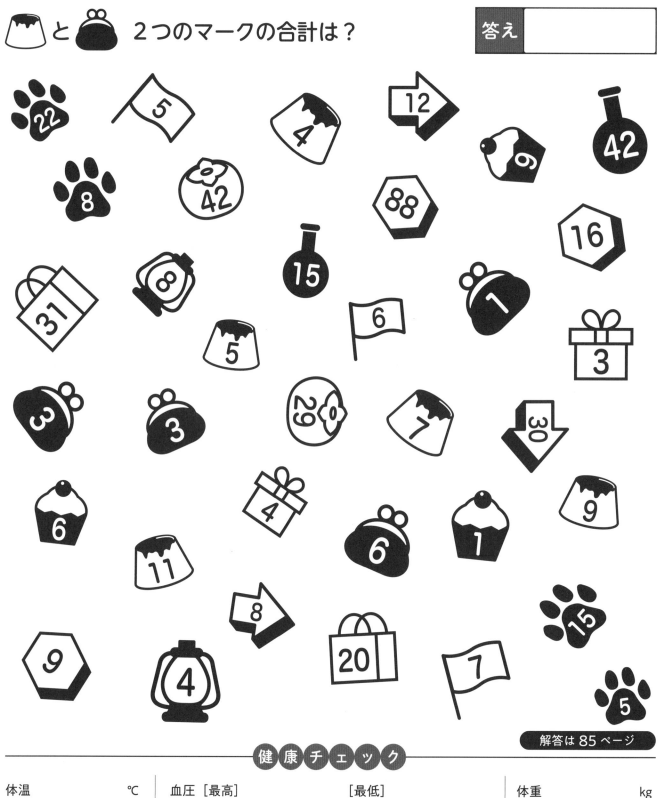

解答は85ページ

健康チェック

| 体温 | ℃ | 血圧 [最高] | [最低] | 体重 | kg |

朝食　　　　　　　　　　　　昼食　　　　　　　　　　　　夕食

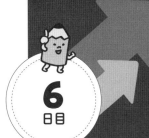

並べ替え熟語作り

問題

ひらがなを並べ替えると、ある言葉になります。できた言葉を漢字で書いて答えましょう。①〜③は三字熟語、④〜⑥は四字熟語です。

①

い　き
せ
ん　で

答え □□□

②

ど　　　か
う　ん
い　　　う

答え □□□

③

う　に　ょ
　け　ん
じゅ　う

答え □□□

④

ぴ　っ　か
　　ん
い　て　ん

答え □□□□

⑤

い　い　だ
こ　い
せ　う　め

答え □□□□

⑥

む　ぎ　ょ
し　ょ　う
じ　ょ　う

答え □□□□

解答は85ページ

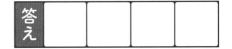
健康チェック

体温	℃	血圧 [最高]		[最低]		体重	kg

朝食	昼食	夕食

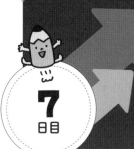

バラバラ二字熟語

問題

うしろに「車」がつく二字熟語がバラバラになっています。元の熟語をそれぞれ漢字2文字で答えましょう。

①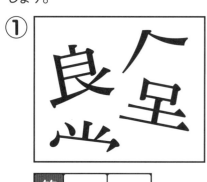

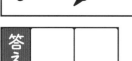 答え ☐ ☐

②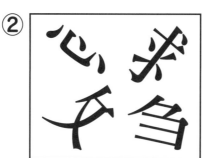

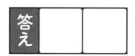 答え ☐ ☐

③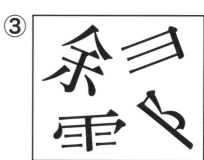

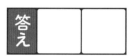 答え ☐ ☐

④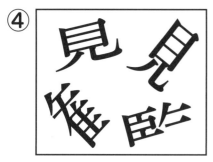

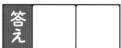 答え ☐ ☐

⑤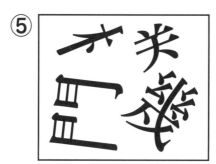

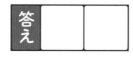 答え ☐ ☐

⑥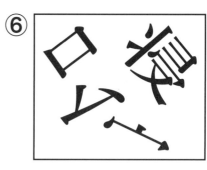

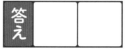 答え ☐ ☐

⑦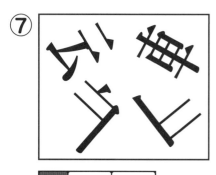

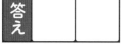 答え ☐ ☐

⑧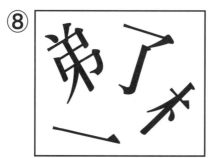

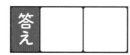 答え ☐ ☐

⑨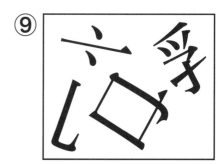

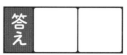 答え ☐ ☐

解答は85ページ

健康チェック

体温	℃	血圧 [最高]	[最低]	体重	kg

朝食	昼食	夕食

挑戦日	かかった時間	正答数
月　日	分	／3

8日目

ワンペア探し

問題

すべて違うように見える文字の中には、①～③にそれぞれひと組だけ同じ文字があります。ひとつだけのワンペアを見つけて答えましょう。

① 答え

ろはわそをき
よんゆこもの
むがうぬほて
らもせえねた
さふまあどか
にけりすめれ

② 答え

W S O G E
J D O Q N
A X F B I V
Z L R M H
P N Y C K T U

③ 答え

鳥 富 沢 寒 槍 大 体 薬 士 妻
吾 島 平 霧 波 聞 馬 打 場
斜 丹 出 九 重 剣 苗 聖 火 白 息
筑 雪 里 日 海 吹 幡 八 祖
赤 白 城 磐 師 母 開 男 立 根 阿

解答は85ページ

健康チェック

体温	℃	血圧 [最高]	[最低]	体重	kg

　朝食　　　　　　　　昼食　　　　　　　　夕食

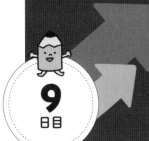

作業記憶力アップ

挑戦日	かかった時間	正答数
月　日	分	／2

6×6ナンプレ

問題

ルールに従って空いているマスに1〜6の数字を入れるナンプレ（ナンバープレース）です。ルールと例を見ながら、すべてのマスに数字を入れましょう。

①

	6			5	
4	1			2	3
2	5			6	1
	3			4	
5			1	2	6
			3	4	

②

	1		3		5
	4		2		
5					
					6
		3		5	
6		4		2	

《ルール》

❶空いているマスに1から6のいずれかの数字を入れる

❷タテの列、ヨコの列、太線で囲まれたブロック（2×3マス）にもそれぞれ1から6の数字が1つずつ入る

❸同じ行やブロックの中で数字が重複してはならない

《例》

タテ列

ヨコ列

4			1	3	
1	6			2	5
5	1	2			
			5	1	2
2	5			6	4
	3	4			1

ブロック

↓

4	2	5	1	3	6
1	6	3	4	2	5
5	1	2	6	4	3
3	4	6	5	1	2
2	5	1	3	6	4
6	3	4	2	5	1

解答は85ページ

健康チェック

体温	℃	血圧［最高］	［最低］	体重	kg

朝食	昼食	夕食

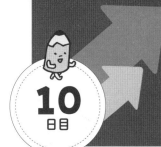

挑戦日	かかった時間	正答数
月　日	分	／4

時計計算

①と②はアナログ時計、③と④はデジタル時計の示す時間から、それぞれの問題の答えが何時何分になるかを書き込みましょう。デジタル時計は24時間表記です。

① 45分前は？

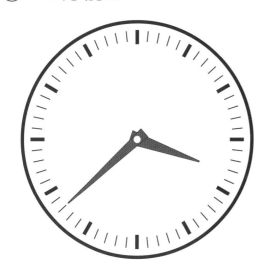

答え	時　　　　　　　分

② 10時間19分後は？

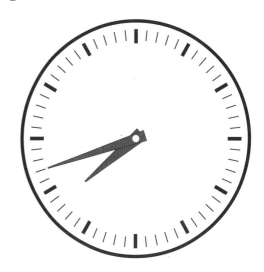

答え	時　　　　　　　分

③ 1時間23分前は？

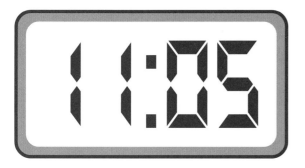

答え	時　　　　　　　分

④ 9時間54分後は？

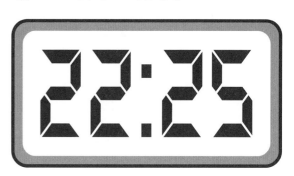

答え	時　　　　　　　分

解答は85ページ

健康チェック

体温　　　　℃	血圧 [最高]　　　　[最低]	体重　　　　kg

　朝食　　　　　　　　　昼食　　　　　　　　　夕食

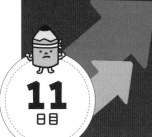

11
日目

言葉つなぎ

問題

左から右へ読むと5文字の言葉になるように、点と点を線でつなぎましょう。

①
ウデ・	・イ・	・イス
パラ・	・ア・	・ッキ
キン・	・ッ・	・ブラ
カラ・	・ダ・	・プシ
ゴマ・	・メ・	・バリ

②
ハン・	・ショ・	・ル
デブ・	・スカ・	・リ
ヨイ・	・コー・	・シ
カタ・	・ッパ・	・ン
アン・	・ズボ・	・ウ

解答は 86 ページ

健康チェック

| 体温 | ℃ | 血圧 [最高] | [最低] | 体重 | kg |

| 朝食 | 昼食 | 夕食 |

34

ピース塗り絵

★の入ったピースを塗りつぶして、絵を完成させてください。何が現れるでしょうか?

答え

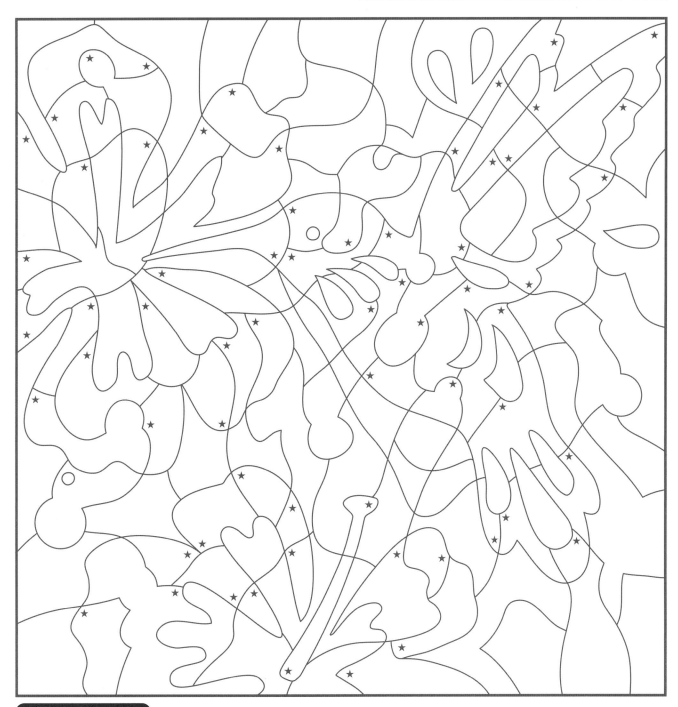

解答は86ページ

健康チェック

体温	℃	血圧［最高］	［最低］	体重	kg

朝食　　　　　　　　　　　　昼食　　　　　　　　　　　　夕食

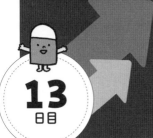
		挑戦日	かかった時間	正答数
		月　　日	分	／1

熟語しりとり迷路

左上のスタートから始めて右下のゴールまで、熟語の読みでしりとりをしながら進みましょう。タテとヨコにしか進めず、ひとつの熟語は1回しか通れません。

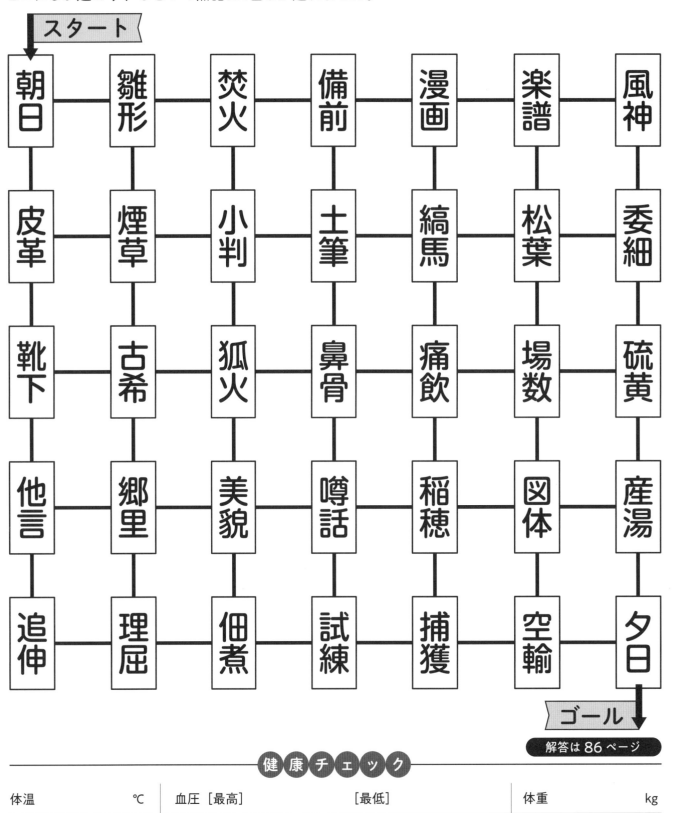

スタート

朝日	雛形	焚火	備前	漫画	楽譜	風神
皮革	煙草	小判	土筆	縞馬	松葉	委細
靴下	古希	狐火	鼻骨	痛飲	場数	硫黄
他言	郷里	美貌	噂話	稲穂	図体	産湯
追伸	理屈	佃煮	試練	捕獲	空輸	夕日

ゴール

解答は 86 ページ

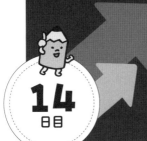
漢字詰めクロスワード

問題

タテ・ヨコがすべて意味が通る熟語になるように、空いているマスに漢字リストの文字を入れましょう。すべて入ったらA〜Dのマスに入った漢字を並べてできた四字熟語を答えてください。漢字リストの文字は1回しか使えません。

①

照	■	楽		
	日(D)	■	変	A
■		拠		■(B)
	文	■	異	
	(C)者	■	識	

漢字リスト

家　学　主　神
常　地　天　本
名　明

答え	A	B	C	D

②

連		■(B)		
■		(D)	月	歩
研	■	化	■	的
修	士			■
	(A)■		(C)	夜

漢字リスト

気　休　月　初
進　生　日　年
文　論

答え	A	B	C	D

解答は86ページ

健康チェック

体温	℃	血圧［最高］	［最低］	体重	kg

朝食	昼食	夕食

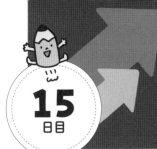

15日目

記憶合わせ&計算

 問 題

まず、Aにある絵を覚えてください。覚えたら、Aの絵を紙などで隠して、Bの計算問題を解いてください。最後に先ほど覚えた絵について、Cの質問に答えましょう。

A 次の絵を覚えてください（3分目安）

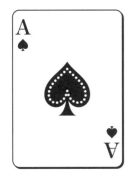 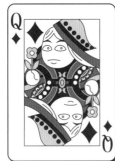 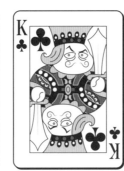 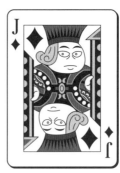 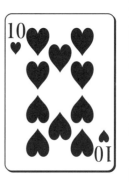

B 上の絵を紙などで隠して、次の計算式を解いてください

① $6 + 3 =$ 　　② $8 \times 4 =$ 　　③ $5 + 13 =$

④ $8 - 5 =$ 　　⑤ $12 + 7 =$ 　　⑥ $30 \div 6 =$

⑦ $11 - 4 =$ 　　⑧ $9 \times 6 =$ 　　⑨ $12 + 14 =$

C 上で覚えたカードを思い出して、上と同じ順番で書いてみましょう
（絵で書いても、たとえば「ハートA」のように文字で書いてもかまいません）

解答は86ページ

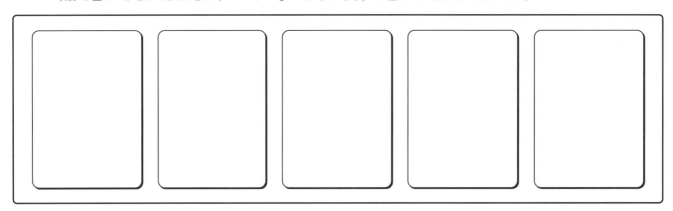

健康チェック

体温	℃	血圧 [最高]	[最低]	体重	kg

朝食	昼食	夕食

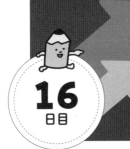

16日目

マッチ棒計算

問題

マッチ棒でできた間違った計算式を、マッチ棒を1本だけ動かして正しい式にしましょう。見本にある数字と記号のみ有効で、演算記号の「≠」は使えません。

使用数字と記号の見本

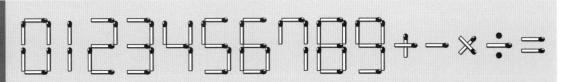

①

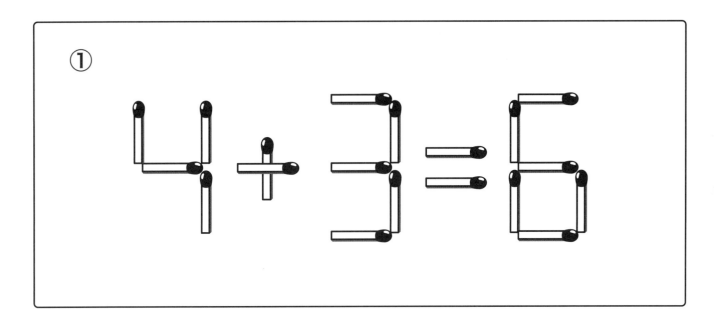

②

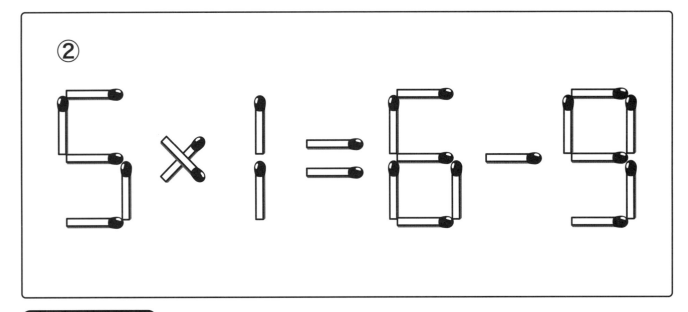

解答は87ページ

健康チェック

体温	℃	血圧 [最高]	[最低]	体重	kg

朝食　　　　　　　　　　　　　昼食　　　　　　　　　　　　　夕食

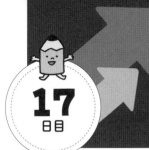

穴埋めしりとり

問題

文字リストの文字を空欄に入れて、5文字言葉と6文字言葉のしりとりをそれぞれ完成させましょう。
文字リストの文字は1回しか使えません。

①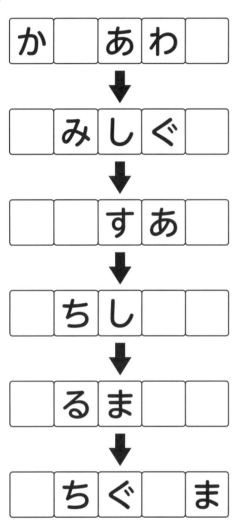

| か | | あ | わ | |

↓

| | み | し | ぐ | |

↓

| | | す | あ | |

↓

| | ち | し | | |

↓

| | る | ま | | |

↓

| | ち | ぐ | | ま |

文字リスト

お	く	く	せ	せ
べ	べ	み	み	る
る	れ	れ	ー	ー

②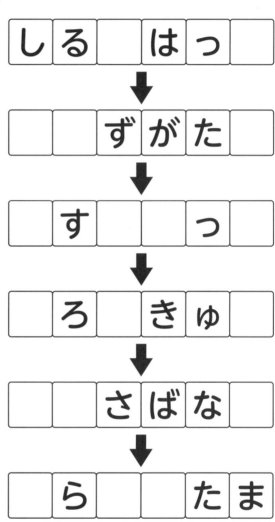

| し | る | | は | っ | |

↓

| | | ず | が | た | |

↓

| | す | | | っ | |

↓

| | ろ | | き | ゅ | |

↓

| | さ | ば | な | | |

↓

| | ら | | | た | ま |

文字リスト

あ	あ	う	う	が	く
し	し	と	と	と	ぷ
ぷ	や	り	り	わ	わ

解答は87ページ

健康チェック

| 体温 | ℃ | 血圧［最高］ | ［最低］ | 体重 | kg |

| 朝食 | 昼食 | 夕食 | |

40

18 日目

重ねてタイル

問題

黒いタイルがいくつか入ったA～Eの板のうち、3枚をぴったり重ねると9つのマスすべてが黒いタイルになる板はどれでしょうか。アルファベット3つで答えましょう。白いところは透明です。板は回転できますが、裏返して使うことはできません。

A

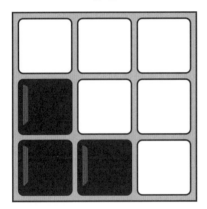

B

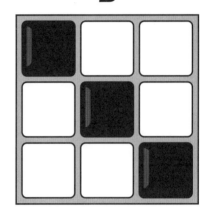

C

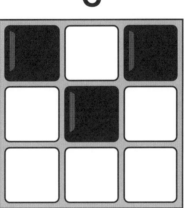

D

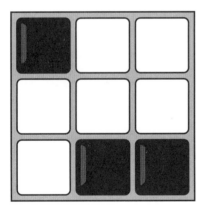

E

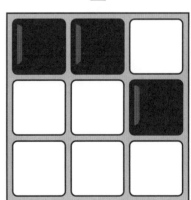

答え			

解答は87ページ

健康チェック

体温	℃	血圧 [最高]	[最低]	体重	kg

　朝食　　　　　　　　　　昼食　　　　　　　　　　夕食

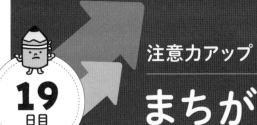

まちがい探し

問題

上と下のイラストには、違うところが7か所あります。7つすべてのまちがいを見つけて、○で囲んでください。

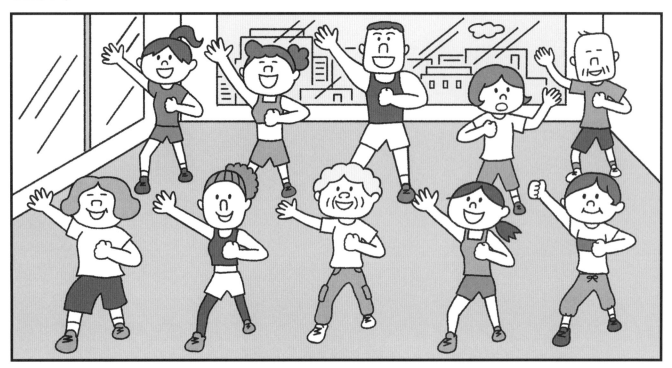

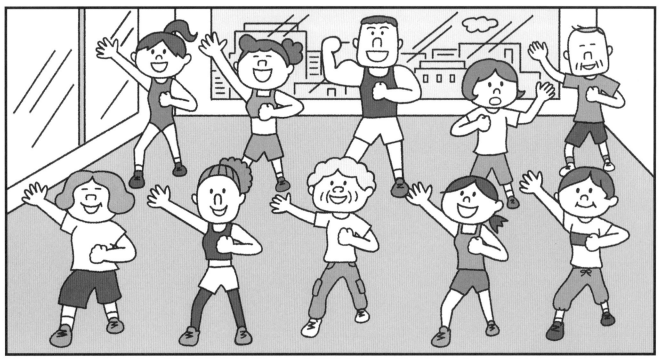

解答は 87 ページ

健康チェック

体温	℃	血圧 [最高]	[最低]	体重	kg

朝食	昼食	夕食

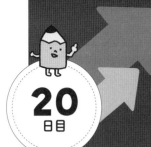

ナンバークロスワード

問題

同じ数字のマスに同じカタカナが入ります。すでに出ているカタカナをヒントに、クロスワードと同じように言葉を入れていきます。下にある数字⇔文字対応表にカタカナをメモして、どの数字にどのカタカナが入るかを確認しながら完成させてください。

1 ハ	2 ナ	3 ミ	4 チ	■	5	6	2	3
4	■	5	7	8	7	■	9	3
3	5	8	■	9	10	8	10	■
5	11	4	12	11	■	5	12	6
■	6	■	11	■	6	13	8	7
1	14	8	9	9	14	■	2	■
5	■	5	■	6	6	9	10	6
13	4	6	6	■	12	6	■	12
5	9	14	■	13	11	4	12	11

数字⇔文字対応表

1	2	3	4	5	6	7	8	9
ハ	ナ	ミ	チ					

10	11	12	13	14

解答は 87 ページ

健康チェック

体温	℃	血圧 [最高]	[最低]	体重	kg

朝食	昼食	夕食

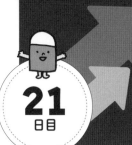

21日目

マーク計算

指定されたマーク（記号やイラスト）の中にある数字をすべて足しましょう。角度や大きさにまどわされずに指定のマークを見つけ出して、合計数を答えてください。

💡 と 🎩 2つのマークの合計は？

答え

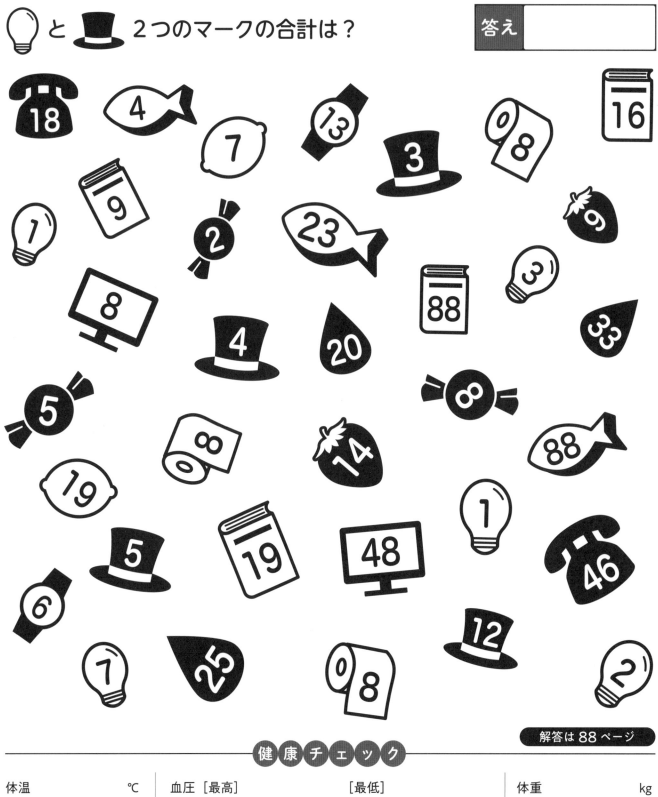

解答は88ページ

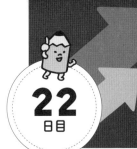

問題

ひらがなを並べ替えると、ある言葉になります。できた言葉を漢字で書いて答えましょう。①〜③は三字熟語、④〜⑥は四字熟語です。

①
うて
　と
べ　ん

答え　□□□

②
ぼ　　ん
　ち　し
ば　　い

答え　□□□

③
ぶんは
　し　な
ん　　は

答え　□□□

④
しん
しんい
でん

答え　□□□□

⑤
どう
せこい
くう

答え　□□□□

⑥
きょん
はう
しめん

答え　□□□□

解答は88ページ

健康チェック

体温	℃	血圧［最高］	［最低］	体重	kg

朝食	昼食	夕食

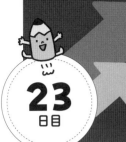

挑戦日	かかった時間	正答数
月　日	分	／9

バラバラ二字熟語

問題

趣味に関係する二字熟語がバラバラになっています。元の熟語をそれぞれ漢字2文字で答えましょう。

①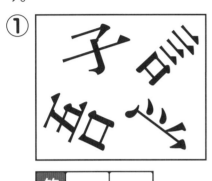

答え ☐ ☐

②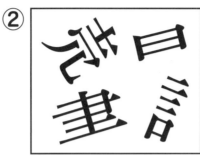

答え ☐ ☐

③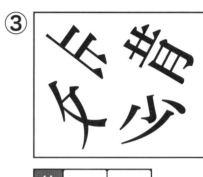

答え ☐ ☐

④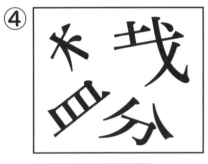

答え ☐ ☐

⑤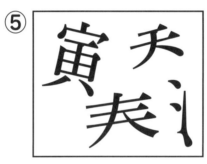

答え ☐ ☐

⑥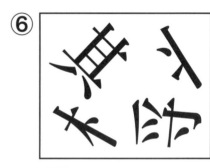

答え ☐ ☐

⑦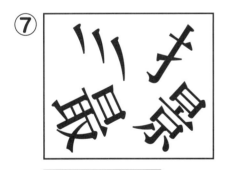

答え ☐ ☐

⑧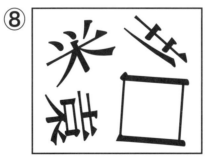

答え ☐ ☐

⑨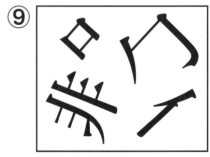

答え ☐ ☐

解答は88ページ

健康チェック

体温　　　　　℃	血圧［最高］　　　　　　　［最低］	体重　　　　　kg
朝食	昼食	夕食

46

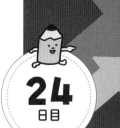

ワンペア探し

問題

すべて違うように見える文字（数字）の中には、①～③にそれぞれひと組だけ同じ文字（数字）があります。ひとつだけのワンペアを見つけて答えましょう。

① 答え

春	湖	山	南	谷	秋
喜	東	起	雨	北	晴
木	結	月	今	古	怒
楽	老	若	夜	昼	承
曇	南	哀	転	西	川
冬	丘	風	草	池	夏

② 答え

ユ	キ	ス	ネ	ヤ	ア
イ	オ	ノ	ヘ	メ	リ
コ	ケ	レ	フ	ハ	オ
ナ	ロ	ッ	ニ	セ	ヒ
ヌ	テ	ト	ウ	ク	サ
シ	カ	タ	マ	ル	

③ 答え

564	218	362	185	931	256	748	643	395	482
962	199	417	522	110	897	637	202	490	329
801	942	603	077	423	712	876	628	574	014
540	777	081	252	378	405	510	656	798	101
864	608	220	311	999	231	444	199	596	920

解答は 88 ページ

健康チェック

体温	℃	血圧［最高］	［最低］	体重	kg

朝食	昼食	夕食

挑戦日	かかった時間	正答数
月　　　日	分	／2

6×6ナンプレ

問題

ルールに従って空いているマスに1〜6の数字を入れるナンプレ（ナンバープレース）です。ルールと例を見ながら、すべてのマスに数字を入れましょう。

①

		5	3		1
		2		4	6
		1			3
4			2		
5	2			1	
3			4	6	

②

4					5
	1			2	
		3		4	
		1		2	
	5				6
2					1

《ルール》

❶空いているマスに1から6のいずれかの数字を入れる

❷タテの列、ヨコの列、太線で囲まれたブロック（2×3マス）にもそれぞれ1から6の数字が1つずつ入る

❸同じ行やブロックの中で数字が重複してはならない

《例》

タテ列

ヨコ列

4			1	3	
1	6			2	5
5	1	2			
			5	1	2
2	5			6	4
	3	4			1

ブロック

↓

4	2	5	1	3	6
1	6	3	4	2	5
5	1	2	6	4	3
3	4	6	5	1	2
2	5	1	3	6	4
6	3	4	2	5	1

解答は88ページ

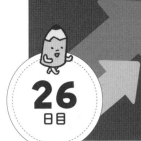

計算力アップ

時計計算

26日目

問題

①と②はアナログ時計、③と④はデジタル時計の示す時間から、それぞれの問題の答えが何時何分になるかを書き込みましょう。デジタル時計は24時間表記です。

① 2時間55分前は？

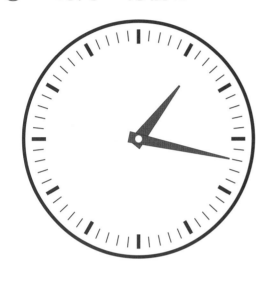

答え	時　　　　　　分

② 49分後は？

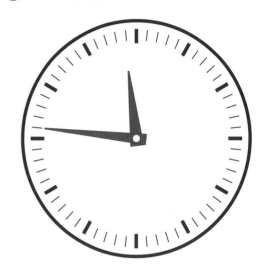

答え	時　　　　　　分

③ 38分前は？

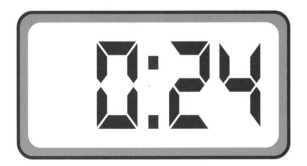

0:24

答え	時　　　　　　分

④ 8時間35分後は？

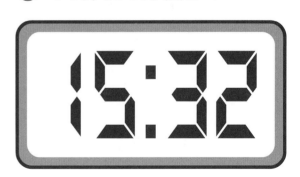

15:32

答え	時　　　　　　分

解答は88ページ

健康チェック

体温	℃	血圧［最高］	［最低］	体重	kg

49 朝食　　　　　　　　　　昼食　　　　　　　　　　夕食

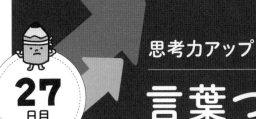
言葉つなぎ

問題

左から右へ読むと5文字の言葉になるように、点と点を線でつなぎましょう。

① カ・　　　・ソッ・　　　・ース
　　キ・　　　・ドジ・　　　・イコ
　　ミ・　　　・ンゲ・　　　・マン
　　デ・　　　・ャラ・　　　・カス
　　ノ・　　　・キレ・　　　・メル

② フラ・　　　・ラ・　　　・パン
　　ハタ・　　　・ン・　　　・ンワ
　　コウ・　　　・シ・　　　・スゴ
　　ナガ・　　　・ク・　　　・ボシ
　　ショ・　　　・デ・　　　・アイ

解答は89ページ

健康チェック

体温	℃	血圧［最高］	［最低］	体重	kg

朝食	昼食	夕食

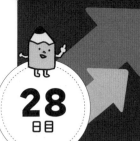

視空間認知力アップ

挑戦日	かかった時間	正答数
月　日	分	／1

28
日目

ピース塗り絵

問題

★の入ったピースを塗りつぶして、絵を完成させてください。何が現れるでしょうか?

答え	

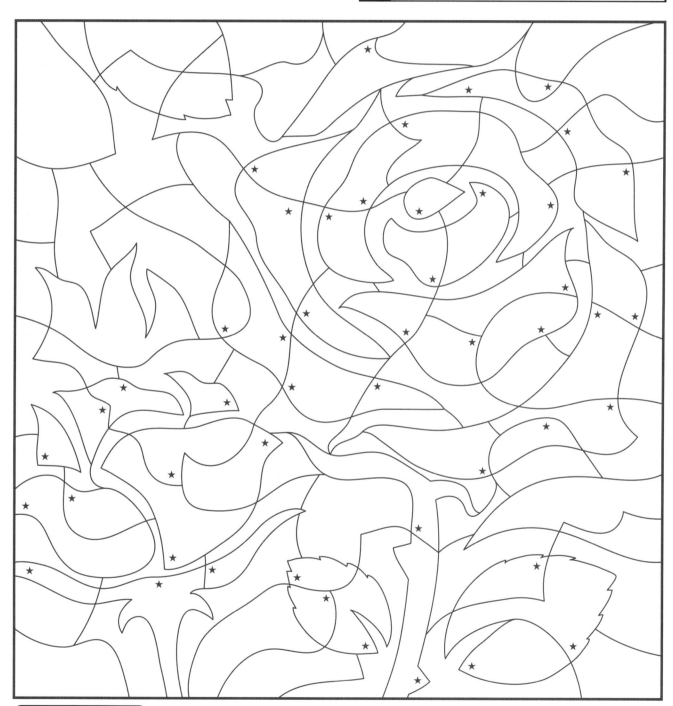

解答は 89 ページ

健 康 チ ェ ッ ク

体温	℃	血圧 [最高]	[最低]	体重	kg

　朝食　　　　　　　　　　　　　昼食　　　　　　　　　　夕食

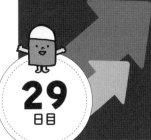

熟語しりとり迷路

問題

左上のスタートから始めて右下のゴールまで、熟語の読みでしりとりをしながら進みましょう。タテとヨコにしか進めず、ひとつの熟語は1回しか通れません。

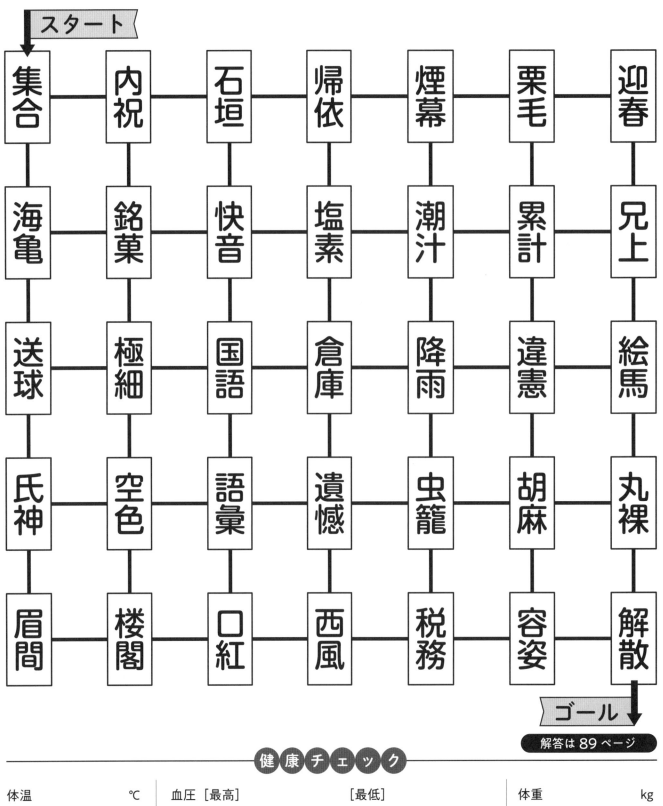

スタート

集合	内祝	石垣	帰依	煙幕	栗毛	迎春
海亀	銘菓	快音	塩素	潮汁	累計	兄上
送球	極細	国語	倉庫	降雨	違憲	絵馬
氏神	空色	語彙	遺憾	虫籠	胡麻	丸裸
眉間	楼閣	口紅	西風	税務	容姿	解散

ゴール

解答は89ページ

健康チェック

| 体温 | ℃ | 血圧 [最高] | [最低] | 体重 | kg |

| 朝食 | 昼食 | 夕食 |

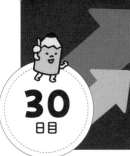
イラストジグソー

問題

中央のイラストをジグソーパズルにしました。周りにあるピースを組み合わせると、なぜかどこにも当てはまらないピースが3つありました。当てはまらないピースはどれでしょうか。アルファベットに○をつけて答えてください。

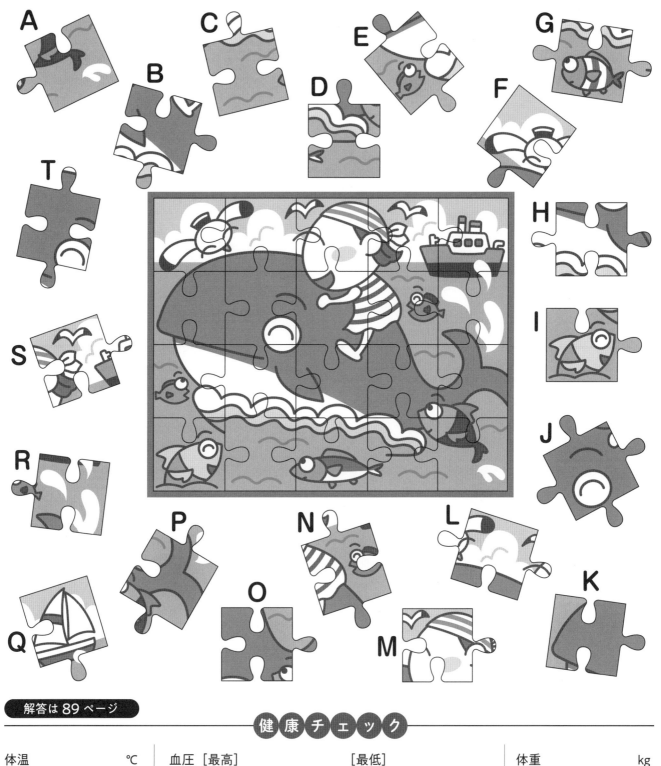

解答は89ページ

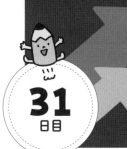

漢字詰めクロスワード

問題

タテ・ヨコがすべて意味が通る熟語になるように、空いているマスに漢字リストの文字を入れましょう。すべて入ったらA〜Dのマスに入った漢字を並べてできた四字熟語を答えてください。漢字リストの文字は1回しか使えません。

①

給		■(D)		利
■	事		(A)	
陶	■	物	■	川
(B)		(C)学	■	
家		■		命

漢字リスト

芸	食	生	実
術	根	大	中
無	有		

答え	A	B	C	D

②

	(A)画	■	旅
	心	■	一(D)
■		家	■
	新(B)	■	一
活	■	単	(C)

漢字リスト

一	見	言	行
女	人	生	本
美	路		

答え	A	B	C	D

解答は 89 ページ

健康チェック

体温	℃	血圧 [最高]	[最低]	体重	kg

朝食	昼食	夕食

マッチ棒計算

挑戦日	かかった時間	正答数
月　　日	分	／2

マッチ棒でできた間違った計算式を、マッチ棒を1本だけ動かして正しい式にしましょう。見本にある数字と記号のみ有効で、演算記号の「≠」は使えません。

使用数字と記号の見本	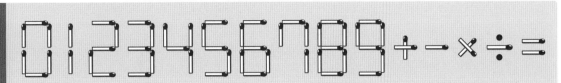

①

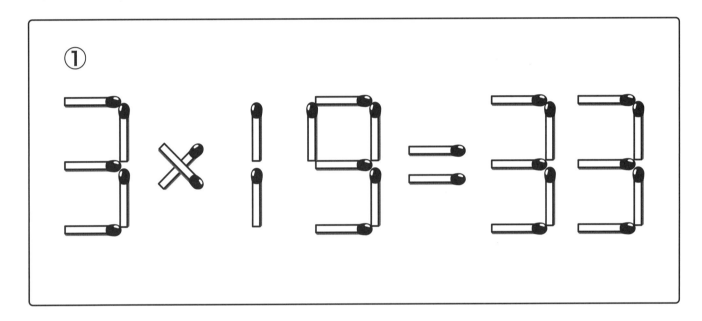

②

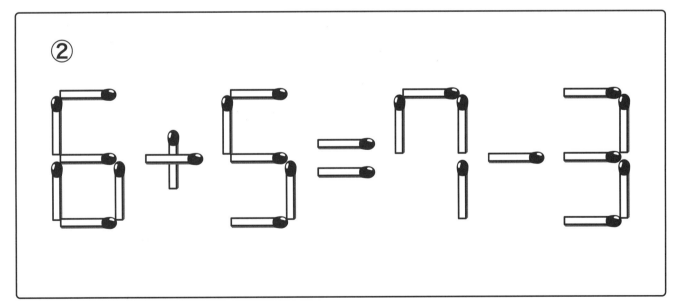

解答は90ページ

健康チェック

体温	℃	血圧［最高］	［最低］	体重	kg

朝食	昼食	夕食

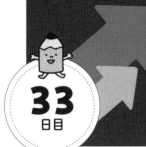
穴埋めしりとり

問題

文字リストの文字を空欄に入れて、5文字言葉と6文字言葉のしりとりをそれぞれ完成させましょう。
文字リストの文字は1回しか使えません。

①

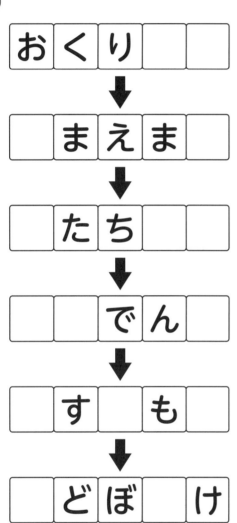

| お | く | り | | |

↓

| | ま | え | ま | |

↓

| | た | ち | | |

↓

| | | で | ん | |

↓

| | す | | も | |

↓

| | ど | ぼ | | け |

文字リスト

い	い	が	が	け
け	と	と	な	な
の	の	れ	わ	わ

②

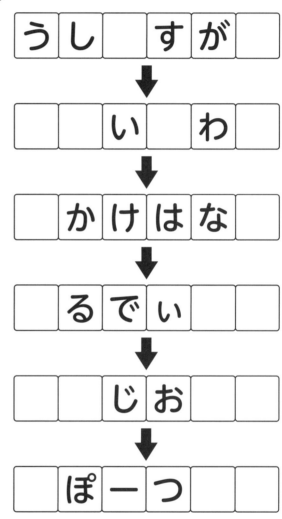

| う | し | | す | が | |

↓

| | | い | | わ | |

↓

| | かけ | は | な | |

↓

| | る | で | ぃ | | |

↓

| | | じ | お | | |

↓

| ぽ | ー | つ | | |

文字リスト

ぐ	ぐ	し	し	す	す
た	た	び	び	ま	ま
ら	ら	ら	ろ	ん	ん

解答は90ページ

健康チェック

| 体温 | ℃ | 血圧 [最高] | [最低] | 体重 | kg |

| 朝食 | 昼食 | 夕食 | |

56

重ねてタイル

問題

黒いタイルがいくつか入ったA〜Eの板のうち、3枚をぴったり重ねると9つのマスすべてが黒いタイルになる板はどれでしょうか。アルファベット3つで答えましょう。白いところは透明です。板は回転できますが、裏返して使うことはできません。

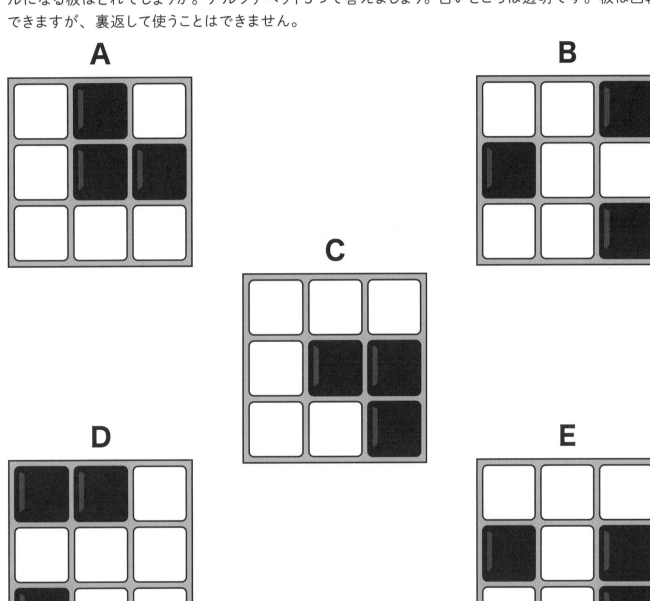

答え

解答は 90 ページ

健康チェック

体温	℃	血圧 [最高]	[最低]	体重	kg

朝食　　　　　　　　　　昼食　　　　　　　　　　夕食

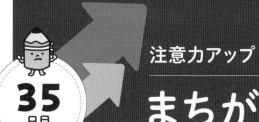

注意力アップ

挑戦日	かかった時間	正答数
月　　日	分	／7

まちがい探し

問題

上と下のイラストには、違うところが7か所あります。7つすべてのまちがいを見つけて、○で囲んでください。

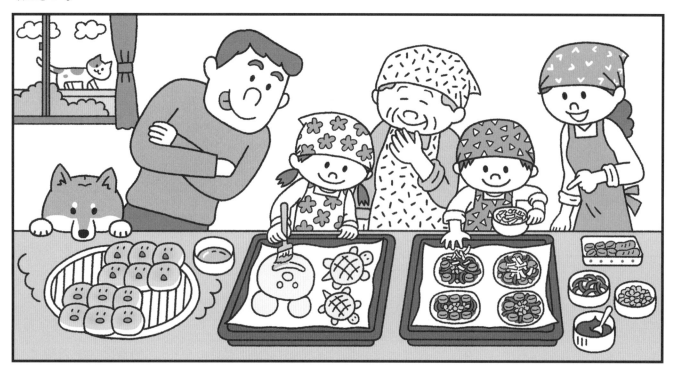

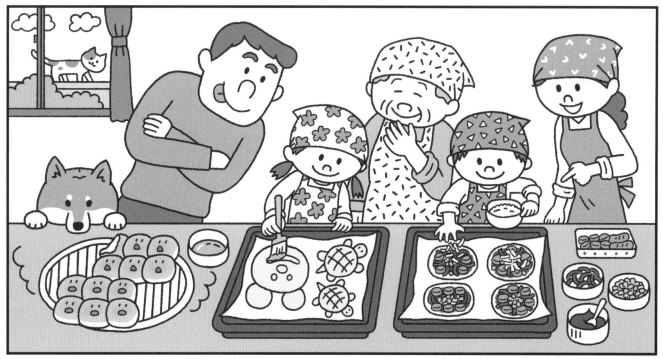

解答は90ページ

健康チェック

体温	℃	血圧［最高］	［最低］	体重	kg

朝食	昼食	夕食

		挑戦日	かかった時間	正答数
		月　　日	分	／1

36日目 ナンバークロスワード

問題

同じ数字のマスに同じカタカナが入ります。すでに出ているカタカナをヒントに、クロスワードと同じように言葉を入れていきます。下にある数字⇔文字対応表にカタカナをメモして、どの数字にどのカタカナが入るかを確認しながら完成させてください。

1 カ	2 ミ	3 ワ	4 ザ	■	5	1	6	5
1	■	7	8	5	9	10	■	5
3	11	4	5	■	4	8	5	9
7	1	10	■	12	10	12	■	10
■	10	■	6	14	■	11	13	11
13	11	9	11	■	1	■	4	■
1	■	11	■	4	14	13	10	1
7	6	11	7	8	■	13	1	13
12	8	■	11	11	2	2	■	14

数字⇔文字対応表

1	2	3	4	5	6	7	8	9
カ	ミ	ワ	ザ					

10	11	12	13	14

解答は90ページ

健康チェック

体温　　　℃	血圧 [最高]	[最低]	体重　　　kg

　朝食　　　　　　　　　　昼食　　　　　　　　　　夕食

計算力アップ

マーク計算

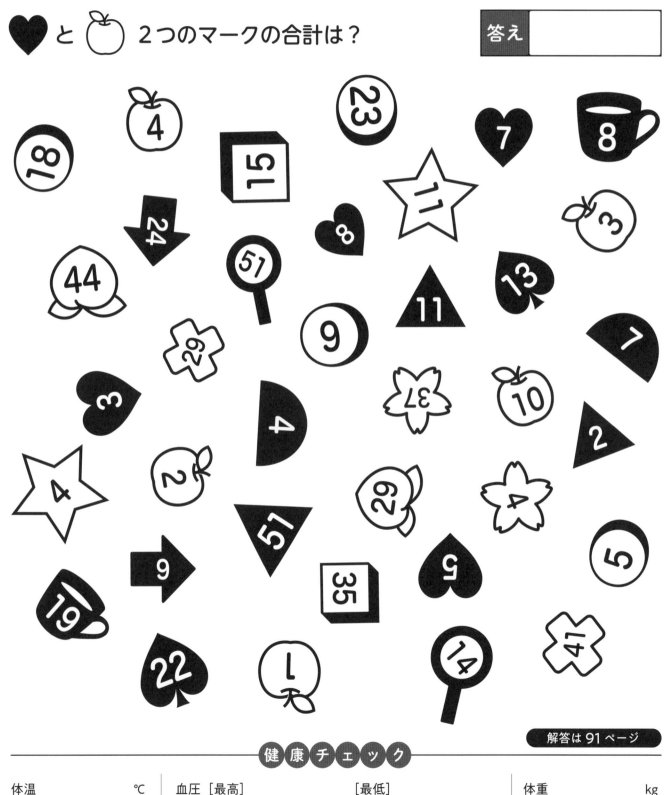

挑戦日	かかった時間	正答数
月　日	分	／1

問題

指定されたマーク（記号やイラスト）の中にある数字をすべて足しましょう。角度や大きさにまどわされずに指定のマークを見つけ出して、合計数を答えてください。

♥ と 🍎 2つのマークの合計は？

答え

解答は91ページ

健康チェック

体温	℃	血圧［最高］	［最低］	体重	kg

朝食	昼食	夕食

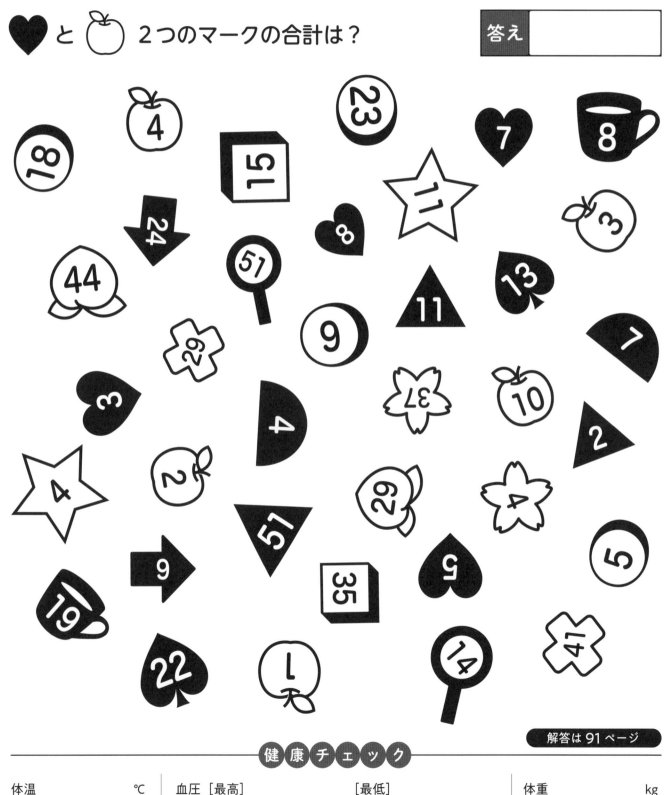

問題

ひらがなを並べ替えると、ある言葉になります。できた言葉を漢字で書いて答えましょう。①〜③は三字熟語、④〜⑥は四字熟語です。

①

と　ん
　じ
う　　き

答え ☐☐☐

②

い　み
　ん　あ
な　　ち

答え ☐☐☐

③

ら　ん
ち　しゅ
　う　ぐ

答え ☐☐☐

④

ば　か
　いて
もん　く

答え ☐☐☐☐

⑤

ひ　ょん
しって
　う　せ

答え ☐☐☐☐

⑥

じょ　ん
が　じゅ
う　た　い

答え ☐☐☐☐

解答は91ページ

健康チェック

| 体温 | ℃ | 血圧 [最高] | [最低] | 体重 | kg |

朝食　　　　　　　　　　　昼食　　　　　　　　　　　夕食

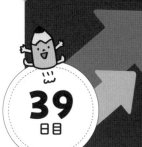

バラバラ二字熟語

問題

日本の家に関係する二字熟語がバラバラになっています。元の熟語をそれぞれ漢字2文字で答えましょう。

①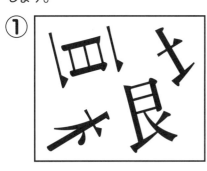

答え ☐☐

②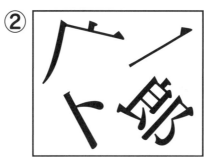

答え ☐☐

③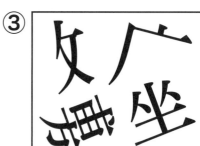

答え ☐☐

④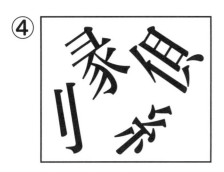

答え ☐☐

⑤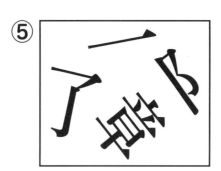

答え ☐☐

⑥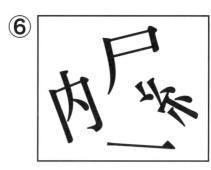

答え ☐☐

⑦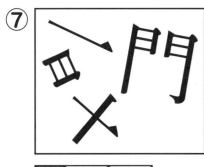

答え ☐☐

⑧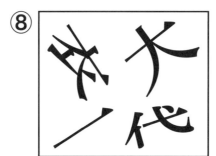

答え ☐☐

⑨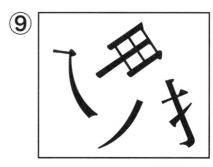

答え ☐☐

解答は 91 ページ

健康チェック

体温	℃	血圧［最高］	［最低］	体重	kg

朝食	昼食	夕食

挑戦日	かかった時間	正答数
月 日	分	／3

ワンペア探し

問題

すべて違うように見える文字（数字）の中には、①〜③にそれぞれひと組だけ同じ文字（数字）があります。ひとつだけのワンペアを見つけて答えましょう。

① 答え

88	43	57	94
15	26 84	30	65 21
33	79	28	86 77
32	25	72	44
	85	10	42
22	98	54	71
60	65	19	27 12

② 答え

兎	猪	鯛	蛍	狼	亀
犀	鯉	豹	蛙	狸	蚊
獏	蚕	蝶	羊	鶏	龍
蛇	鮫	虎	蟹	豚	鴨
雑	熊	隼	鯉	雁	猿
鹿	雀	象	牛	鳩	狐

③ 答え

の	せ	ぬ	ま	さ	れ	あ	は	ほ	お
	ゐ	で	も	ね	ん	そ	ぎ	ち	
ぺ	め	ひ	わ	す	つ	に	ゑ	ろ	け
	み	ゆ	る	ぷ	と	を	こ	ら	し
た	な	よ	り	う	む	が	や	す	

解答は 91 ページ

健康チェック

体温	℃	血圧 [最高]	[最低]	体重	kg

| 朝食 | 昼食 | 夕食 |

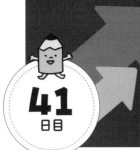

作業記憶力アップ

挑戦日	かかった時間	正答数
月　日	分	／2

6×6ナンプレ

問題

ルールに従って空いているマスに1〜6の数字を入れるナンプレ（ナンバープレース）です。ルールと例を見ながら、すべてのマスに数字を入れましょう。

①

6				4	1
		2			3
3		6			
			3		6
2			1		
4	3				5

②

	3			6	
	2			1	
	4			3	
		6	5		
		1	2		
		3	6		

《ルール》

❶空いているマスに1から6のいずれかの数字を入れる

❷タテの列、ヨコの列、太線で囲まれたブロック（2×3マス）にもそれぞれ1から6の数字が1つずつ入る

❸同じ行やブロックの中で数字が重複してはならない

《例》

タテ列

ヨコ列

4			1	3	
1	6			2	5
5	1	2			
			5	1	2
2	5			6	4
	3	4			1

ブロック

↓

4	2	5	1	3	6
1	6	3	4	2	5
5	1	2	6	4	3
3	4	6	5	1	2
2	5	1	3	6	4
6	3	4	2	5	1

解答は91ページ

健康チェック

体温	℃	血圧［最高］	［最低］	体重	kg

朝食	昼食	夕食

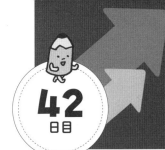

	挑戦日	かかった時間	正答数
計算力アップ	月　　日	分	／4

時計計算

42
日目

問題

①と②はアナログ時計、③と④はデジタル時計の示す時間から、それぞれの問題の答えが何時何分になるかを書き込みましょう。デジタル時計は24時間表記です。

① 2時間56分前は？

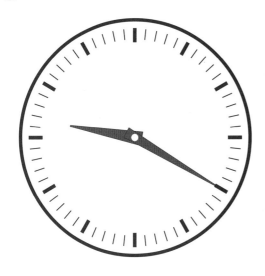

答え	時　　　　　　　分

② 3時間33分後は？

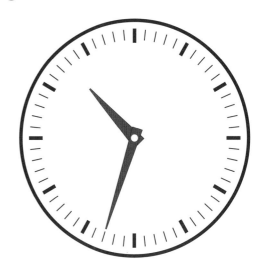

答え	時　　　　　　　分

③ 1時間27分前は？

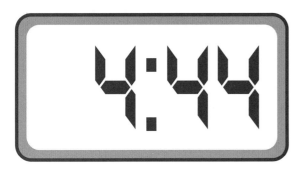

答え	時　　　　　　　分

解答は92ページ

④ 1日半後は？

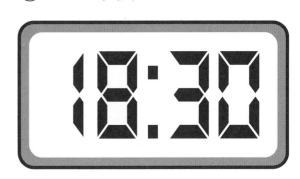

答え	時　　　　　　　分

健康チェック

体温	℃	血圧 [最高]	[最低]	体重	kg

　朝食　　　　　　　　　　　　　　昼食　　　　　　　　　　　　　夕食

言葉つなぎ

左から右へ読むと5文字の言葉になるように、点と点を線でつなぎましょう。

① メリ・　　・デレ・　　・パ

マガ・　　・ケン・　　・ス

シン・　　・ザッ・　　・コ

オオ・　　・キガ・　　・ド

ハイ・　　・リカ・　　・ラ

② ア・　　・ンビ・　　・ガリ

ヒ・　　・ムラ・　　・プチ

オ・　　・ケッ・　　・ール

カ・　　・イコ・　　・イス

ガ・　　・ルサ・　　・トバ

解答は 92 ページ

健 康 チェック

体温	℃	血圧［最高］	［最低］	体重	kg

朝食	昼食	夕食

66

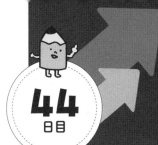

視空間認知力アップ

ピース塗り絵

問題

★の入ったピースを塗りつぶして、絵を完成させてください。何が現れるでしょうか?

答え	

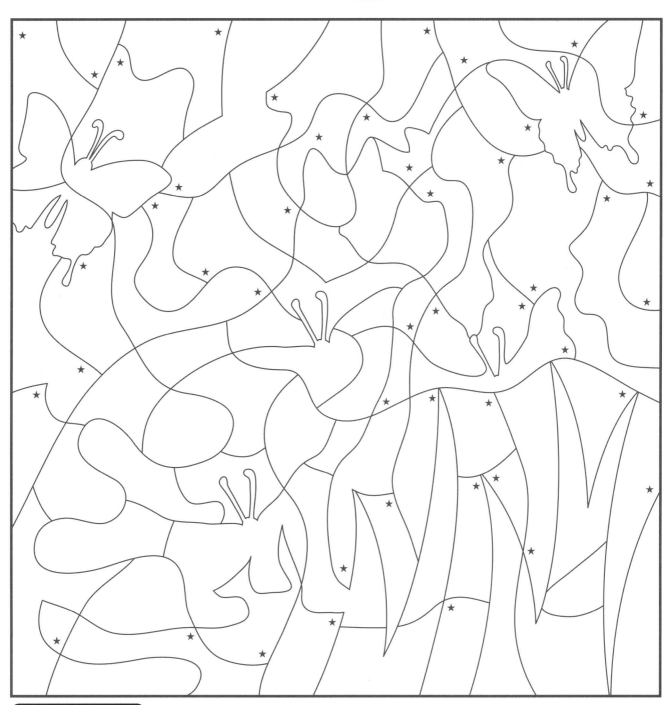

解答は 92 ページ

健康チェック

体温	℃	血圧 [最高]	[最低]	体重	kg

朝食	昼食	夕食

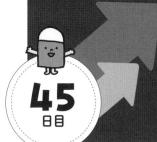
 問題

まず、Aにある絵を覚えてください。覚えたら、Aの絵を紙などで隠して、Bの計算問題を解いてください。最後に先ほど覚えた絵について、Cの質問に答えましょう。

A 次の絵を覚えてください（3分目安）

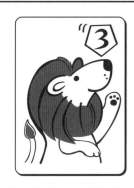 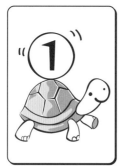  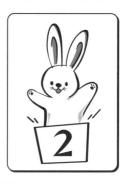 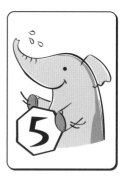

B 上の絵を紙などで隠して、次の計算式を解いてください

① $5 + 9 =$ 　　② $3 \times 6 =$ 　　③ $9 \div 3 =$

④ $8 - 4 =$ 　　⑤ $14 + 7 =$ 　　⑥ $4 + 18 =$

⑦ $15 - 9 =$ 　　⑧ $11 \times 3 =$ 　　⑨ $88 \div 8 =$

C 上で覚えた絵を思い出して、数字と動物を正しい組み合わせで書いてみましょう

（絵で書いても、たとえば「6リス」のように文字で書いてもかまいません）

解答は92ページ

健康チェック

体温	℃	血圧 [最高]	[最低]	体重	kg

朝食　　　　　　　　　　　昼食　　　　　　　　　　　夕食

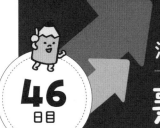

46日目 注意力アップ

熟語しりとり迷路

挑戦日	かかった時間	正答数
月　日	分	／1

問題

左上のスタートから始めて右下のゴールまで、熟語の読みでしりとりをしながら進みましょう。タテとヨコにしか進めず、ひとつの熟語は1回しか通れません。

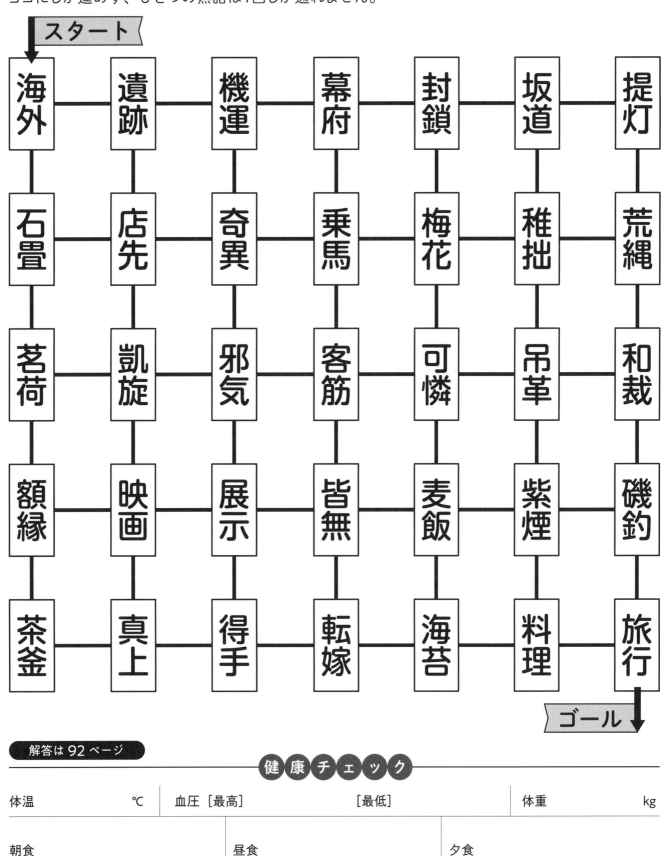

スタート

海外	遺跡	機運	幕府	封鎖	坂道	提灯
石畳	店先	奇異	乗馬	梅花	稚拙	荒縄
茗荷	凱旋	邪気	客筋	可憐	吊革	和裁
額縁	映画	展示	皆無	麦飯	紫煙	磯釣
茶釜	真上	得手	転嫁	海苔	料理	旅行

ゴール

解答は 92 ページ

健康チェック

| 体温 | ℃ | 血圧 [最高] | [最低] | 体重 | kg |

朝食　　　　　　　　昼食　　　　　　　　夕食

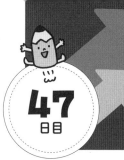

47日目

イラストジグソー

判断力アップ

問題

中央のイラストをジグソーパズルにしました。周りにあるピースを組み合わせると、なぜかどこにも当てはまらないピースが3つありました。当てはまらないピースはどれでしょうか。アルファベットに○をつけて答えてください。

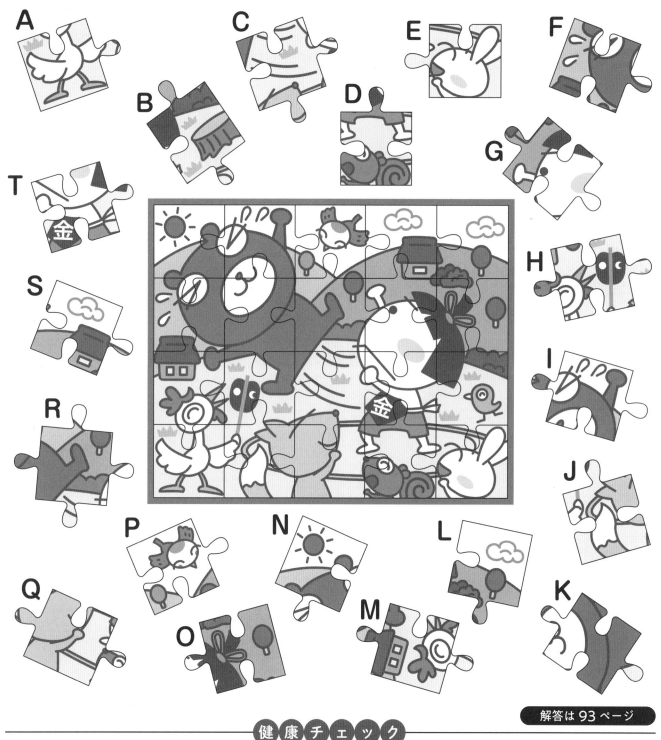

解答は93ページ

漢字詰めクロスワード

問題

タテ・ヨコがすべて意味が通る熟語になるように、空いているマスに漢字リストの文字を入れましょう。すべて入ったらA〜Dのマスに入った漢字を並べてできた四字熟語を答えてください。漢字リストの文字は1回しか使えません。

①

風	■	水		花
(D)		■	心	
■		際		■ (C)
	主	■		(B)
道	(A)	心	■	想

漢字リスト

愛　義　国　情
人　地　中　物
房　理

答え	A	B	C	D

②

平		■		般 (A)
	(B)	命	■	
京	■	方	■	透
■	正		(D)	
素		■ (C)		感

漢字リスト

安　一　心　体
直　同　熱　不
明　立

答え	A	B	C	D

解答は93ページ

健康チェック

体温	℃	血圧 [最高]	[最低]	体重	kg

朝食	昼食	夕食

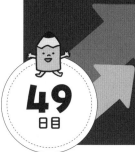

マッチ棒計算

問題

マッチ棒でできた間違った計算式を、マッチ棒を1本だけ動かして正しい式にしましょう。見本にある数字と記号のみ有効で、演算記号の「≠」は使えません。

使用数字と記号の見本

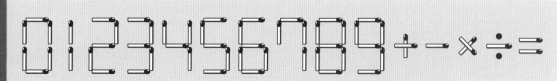

①

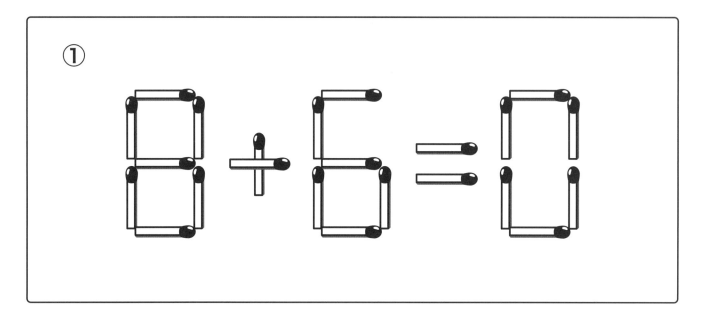

②

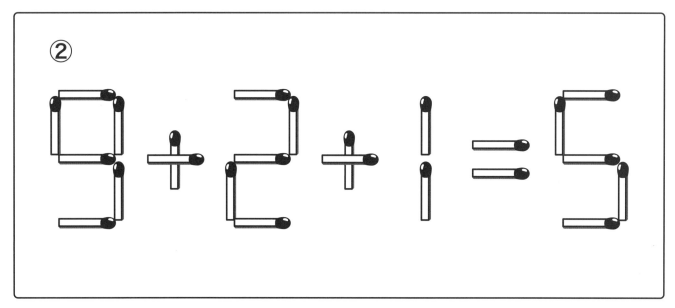

解答は 93 ページ

健康チェック

体温	℃	血圧 [最高]	[最低]	体重	kg

朝食	昼食	夕食

思考力アップ

穴埋めしりとり

挑戦日	かかった時間	正答数
月　　日	分	／2

50日目

問題

文字リストの文字を空欄に入れて、5文字言葉と6文字言葉のしりとりをそれぞれ完成させましょう。
文字リストの文字は1回しか使えません。

①

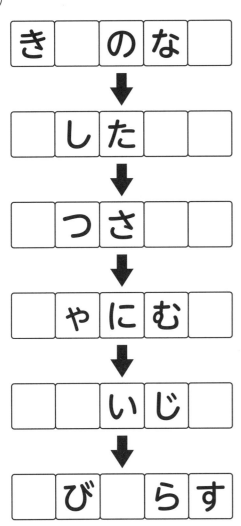

文字リスト

が　が　し　し　た
た　に　に　ね　ね
は　は　ま　ま　み

②

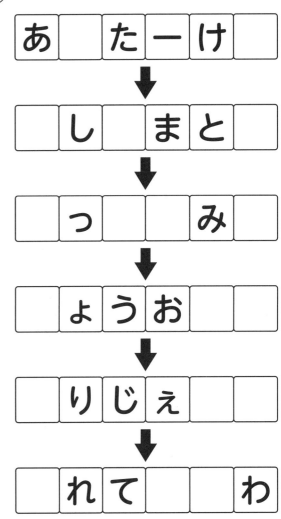

文字リスト

あ　あ　あ　い　い　ち
ち　で　で　ぬ　ぬ　ぱ
ぱ　ふ　ぽ　ん　ん　ん

解答は93ページ

健康チェック

| 体温 | ℃ | 血圧 [最高] | [最低] | 体重 | kg |

73　朝食　　　　　　　　　昼食　　　　　　　　　夕食

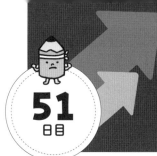
重ねてタイル

黒いタイルがいくつか入ったA〜Eの板のうち、3枚をぴったり重ねると9つのマスすべてが黒いタイルになる板はどれでしょうか。アルファベット3つで答えましょう。白いところは透明です。板は回転できますが、裏返して使うことはできません。

A

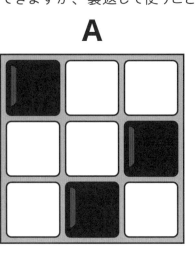

B

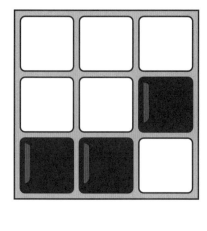

C

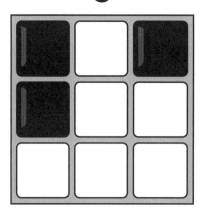

D

E

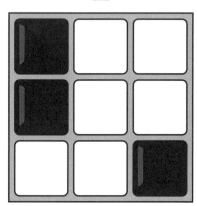

答え　□□□

解答は 93 ページ

健康チェック

| 体温 | ℃ | 血圧 [最高] | [最低] | 体重 | kg |

| 朝食 | 昼食 | 夕食 |

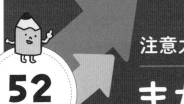

52日目

まちがい探し

問題

上と下のイラストには、違うところが7か所あります。7つすべてのまちがいを見つけて、○で囲んでください。

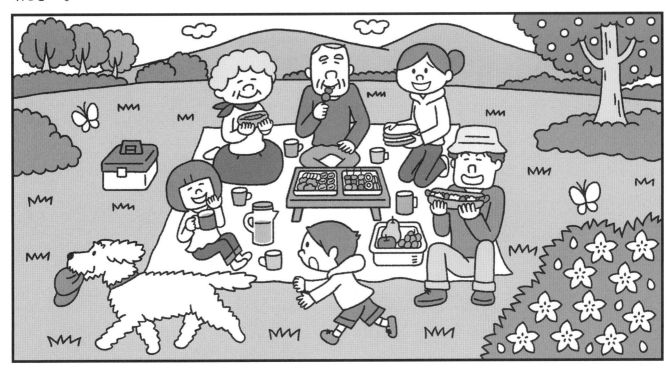

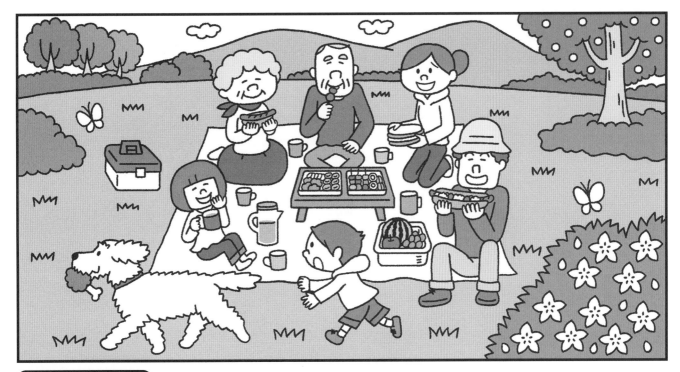

解答は94ページ

健康チェック

体温	℃	血圧［最高］	［最低］	体重	kg

75　朝食　　　　　　　　　　　昼食　　　　　　　　　　　夕食

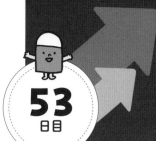
ナンバークロスワード

問題

同じ数字のマスに同じカタカナが入ります。すでに出ているカタカナをヒントに、クロスワードと同じように言葉を入れていきます。下にある数字⇔文字対応表にカタカナをメモして、どの数字にどのカタカナが入るかを確認しながら完成させてください。

1 タ	2 ビ	3 サ	4 キ	■	4	5	6	7
8	■	6	9	3	4	■	10	9
6	3	3	2	■	11	10	12	■
■	9	■	12	1	8	■	7	10
8	3	3	11	■	11	7	10	5
2	■	8	■	11	8	10	12	7
4	12	7	10	12	■	5	■	1
■	10	■	3	7	9	■	11	5
4	12	2	5	■	6	9	12	7

数字⇔文字対応表

1	2	3	4	5	6	7	8	9
タ	ビ	サ	キ					

10	11	12

解答は 94 ページ

健康チェック

体温	℃	血圧 [最高]	[最低]	体重	kg

朝食	昼食	夕食

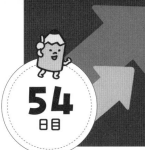

54日目

マーク計算

問題

指定されたマーク（記号やイラスト）の中にある数字をすべて足しましょう。角度や大きさにまどわされずに指定のマークを見つけ出して、合計数を答えてください。

● と 🪭 ２つのマークの合計は？

答え

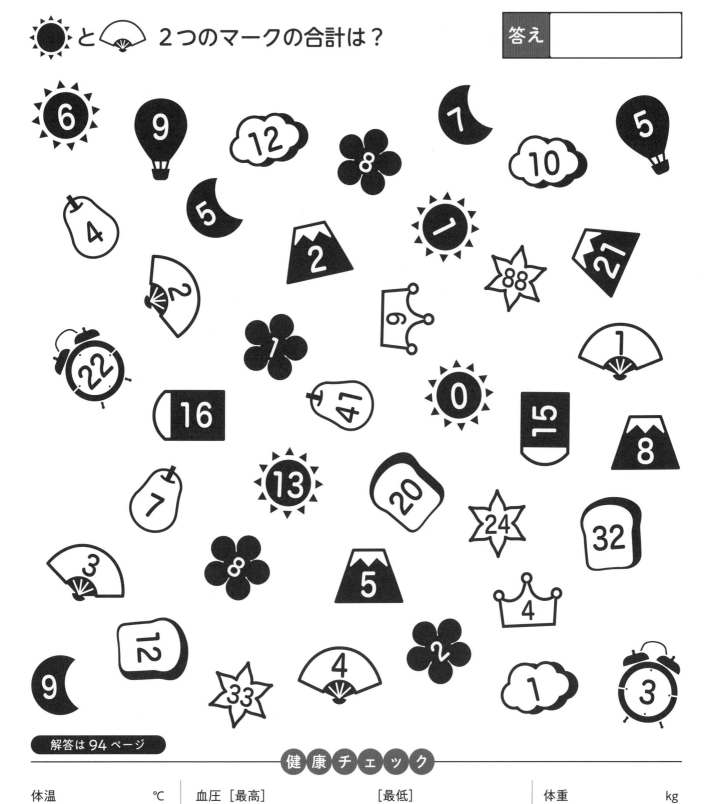

解答は 94 ページ

健康チェック

体温	℃	血圧 [最高]	[最低]	体重	kg

　朝食　　　　　　　　　　　　昼食　　　　　　　　　　　　夕食

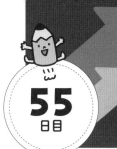

並べ替え熟語作り

問題

ひらがなを並べ替えると、ある言葉になります。できた言葉を漢字で書いて答えましょう。①～③は三字熟語、④～⑥は四字熟語です。

①
の	し
う	
て	ん

答え □□□

②
ふ	み
う	ん
か	せ

答え □□□

③
しゅ	ら
ん	
う	く	せ

答え □□□

④
ふ	じ
う	ば
と	う

答え □□□□

⑤
か	い	い
れ	ちょ	
う	ぼ	

答え □□□□

⑥
た	い	じ
ゅ	め	ん
い	か	ん

答え □□□□

解答は94ページ

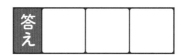 健康チェック

体温	℃	血圧 [最高]	[最低]	体重	kg

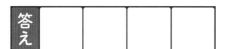 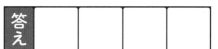

朝食	昼食	夕食

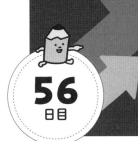

挑戦日	かかった時間	正答数
月　　日	分	／9

56日目 バラバラ二字熟語

成長や成功に関係する二字熟語がバラバラになっています。元の熟語をそれぞれ漢字2文字で答えましょう。

①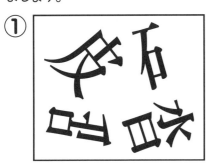

答え ☐ ☐

②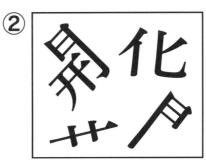

答え ☐ ☐

③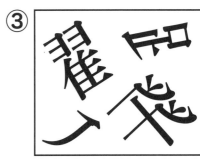

答え ☐ ☐

④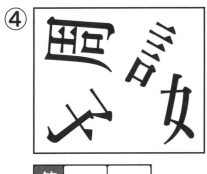

答え ☐ ☐

⑤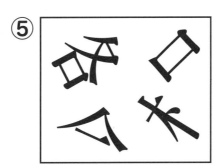

答え ☐ ☐

⑥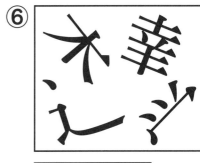

答え ☐ ☐

⑦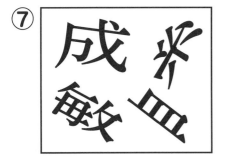

答え ☐ ☐

⑧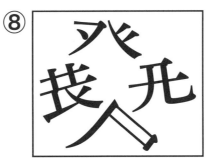

答え ☐ ☐

⑨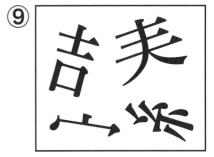

答え ☐ ☐

解答は 94 ページ

健康チェック

体温　　　　℃	血圧 [最高]　　　　　　[最低]	体重　　　　kg

朝食	昼食	夕食

ワンペア探し

問題

すべて違うように見える文字の中には、①～③にそれぞれひと組だけ同じ文字があります。ひとつだけのワンペアを見つけて答えましょう。

① 答え [　　　]

ゼ　サ　ミ　ト　ツ　ゴ
ン　ナ　マ　ワ　ア　モ
ハ　メ　ヱ　ク　ル　レ
キ　フ　ウ　ム　リ　ネ
ソ　レ　ラ　タ　テ　ロ
ゲ　ヘ　オ　ヌ　カ　ボ

② 答え [　　　]

H　K　R　Q　D　Y
X　T　V
　E　C　F　P
Z　I　M
W　U　J　L　B　G
N　S　O　T　A

③ 答え [　　　]

筍　葵　蓼　杏　柳　葛　米　薊　芹　韮　萩
豆　麦　栗　蕾　苺　梅　楓　梨　菫　菱
茜　桜　桃　李　橘　芥　菊　棗
蕪　柿　菫　蘭　菖　桑　蕨　柚　葱　竹
芋　柑　橙　蓮　蕗　藤　瓜　茶　椿　茸

解答は 95 ページ

健康チェック

体温	℃	血圧 [最高]	[最低]	体重	kg

朝食	昼食	夕食

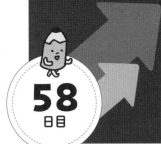

58日目 6×6ナンプレ

問題

ルールに従って空いているマスに1～6の数字を入れるナンプレ（ナンバープレース）です。ルールと例を見ながら、すべてのマスに数字を入れましょう。

①

2	4			1	
6	5		3		
		5			2
1			6		
		4		6	3
	2			5	1

②

	5	2		4	
3					6
					3
4					
2					4
	3		1	6	

《ルール》

❶空いているマスに1から6のいずれかの数字を入れる

❷タテの列、ヨコの列、太線で囲まれたブロック（2×3マス）にもそれぞれ1から6の数字が1つずつ入る

❸同じ行やブロックの中で数字が重複してはならない

《例》

タテ列　ヨコ列

4			1	3	
1	6			2	5
5	1	2			
			5	1	2
2	5			6	4
	3	4			1

ブロック

↓

4	2	5	1	3	6
1	6	3	4	2	5
5	1	2	6	4	3
3	4	6	5	1	2
2	5	1	3	6	4
6	3	4	2	5	1

解答は95ページ

健康チェック

体温	℃	血圧 [最高]	[最低]	体重	kg

　朝食　　　　　昼食　　　　　夕食

時計計算

問題

①と②はアナログ時計、③と④はデジタル時計の示す時間から、それぞれの問題の答えが何時何分になるかを書き込みましょう。デジタル時計は 24 時間表記です。

① 57分前は？

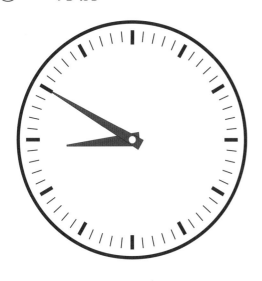

答え	時　　　　　　分

② 13時間10分後は？

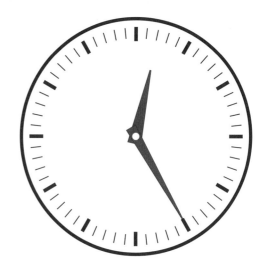

答え	時　　　　　　分

③ 6時間半前は？

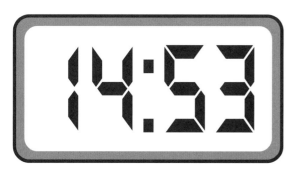

答え	時　　　　　　分

④ 半日と40分後は？

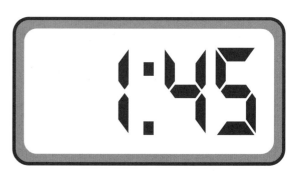

答え	時　　　　　　分

解答は 95 ページ

健康チェック

体温	℃	血圧 [最高]	[最低]	体重	kg

朝食	昼食	夕食

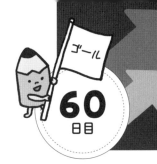
イラストジグソー

問題

中央のイラストをジグソーパズルにしました。周りにあるピースを組み合わせると、なぜかどこにも当てはまらないピースが3つありました。当てはまらないピースはどれでしょうか。アルファベットに○をつけて答えてください。

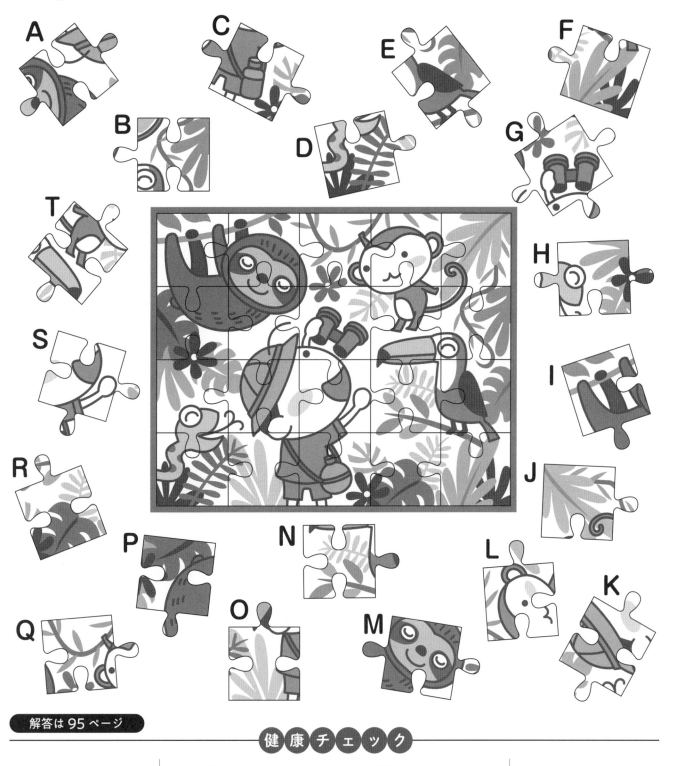

解答は 95 ページ

健康チェック

体温	℃	血圧 [最高]	[最低]	体重	kg

朝食　　　　　　　　　　　　　　　昼食　　　　　　　　　　　　　　　夕食

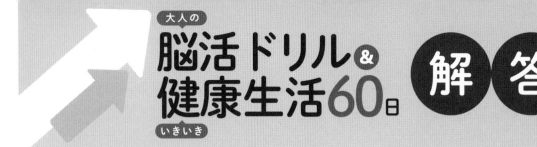

③日目 まちがい探し

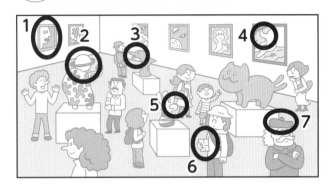

【まちがい箇所】
(1) 絵が顔になっている
(2) 三日月が土星になっている
(3) 口が開いている
(4) 尻尾の形が違う
(5) 指が内側を向いている
(6) 紙の大きさが違う
(7) 帽子のチョボの形が違う

④日目 ナンバークロスワード

¹マ	²ク	³ア	⁴ケ	■	³ア	⁵シ	⁶ユ	⁷ラ

（盤面）

数字⇔文字対応表

1	2	3	4	5	6	7	8	9
マ	ク	ア	ケ	シ	ユ	ラ	チ	ロ

10	11	12	13	14
ン	イ	ウ	コ	カ

①日目 穴埋めしりとり

①
あかんぼう
（赤ん坊）
↓
うんだめし
（運試し）
↓
しりすぼみ
（尻すぼみ）
↓
みやづかえ
（宮仕え）
↓
えかきうた
（絵描き歌）
↓
たすけぶね
（助け船）

②
いちねんせい
（一年生）
↓
いしやきいも
（石焼き芋）
↓
ものほしざお
（物干し竿）
↓
おこのみやき
（お好み焼き）
↓
きゃくせんび
（脚線美）
↓
びたいちもん
（びた一文）

②日目 重ねてタイル

B・C・D

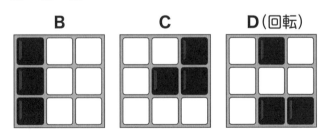

B   C   D（回転）

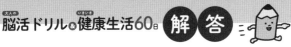

8日目 ワンペア探し

① も

② N

③ 白

9日目 6×6ナンプレ

①

3	6	2	1	5	4
4	1	5	6	2	3
2	5	4	3	6	1
1	3	6	5	4	2
5	4	1	2	3	6
6	2	3	4	1	5

②

2	1	6	3	4	5
3	4	5	2	6	1
5	6	1	4	3	2
4	3	2	5	1	6
1	2	3	6	5	4
6	5	4	1	2	3

10日目 時計計算

① 2時53分
② 6時1分
③ 9時42分
④ 8時19分

5日目 マーク計算

49

（4+1+5+3+3+7+9+6+11=49）

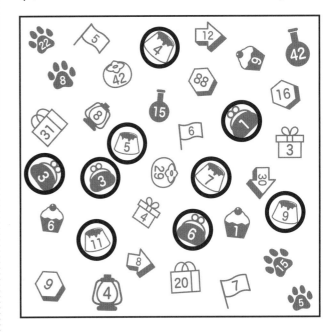

6日目 並べ替え熟語作り

① 静電気（せいでんき）
② 運動会（うんどうかい）
③ 入場券（にゅうじょうけん）
④ 天下一品（てんかいっぴん）
⑤ 公明正大（こうめいせいだい）
⑥ 諸行無常（しょぎょうむじょう）

7日目 バラバラ二字熟語

① 食堂
② 救急
③ 除雪
④ 観覧
⑤ 機関
⑥ 寝台
⑦ 自転
⑧ 梯子
⑨ 乳母

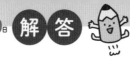
⑬ 日目 熟語しりとり迷路

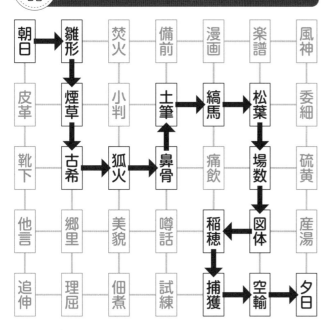

⑭ 日目 漢字詰めクロスワード

① 天地神明

照	■	楽	天A	家
明D	日	■	変	名
■	本	拠	地B	■
主	文	■	異	常
神C	学	者	■	識

② 生年月日

連	休	■	年B	初
■	日D	進	月	歩
研	■	化	■	的
修	士	論	文	■
生A	気	■	月C	夜

⑮ 日目 記憶合わせ＆計算

【B】計算の解答

① 6+3=9

② 8×4=32

③ 5+13=18

④ 8−5=3

⑤ 12+7=19

⑥ 30÷6=5

⑦ 11−4=7

⑧ 9×6=54

⑨ 12+14=26

正答数は計算の正解数ではなく、【C】の覚えていた絵の数を記入してください。

⑪ 日目 言葉つなぎ

①

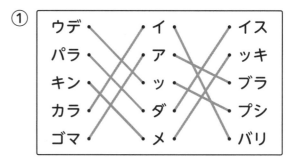

ウデップシ（腕っぷし）
パラダイス
キンメッキ（金メッキ）
カライバリ（空威張り）
ゴマアブラ（ごま油）

②

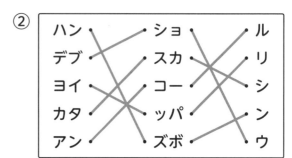

ハンズボン（半ズボン）
デブショウ（出不精）
ヨイッパリ（宵っ張り）
カタスカシ（肩透かし）
アンコール

⑫ 日目 ピース塗り絵

ハチドリ

19日目 まちがい探し

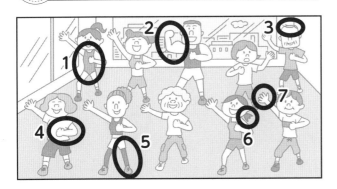

【まちがい箇所】
（1）服が違う
（2）腕のポーズが違う
（3）髪型が違う
（4）腕の角度が違う
（5）足の位置が違う
（6）髪の長さが違う
（7）手が開いている

20日目 ナンバークロスワード

¹ハ	²ナ	³ミ	⁴チ	■	⁵ツ	⁶キ	²ナ	³ミ
⁴チ	■	⁵ツ	リ	⁷バ	リ	■	イ	³ミ
³ミ	⁵ツ	⁸バ	■	⁹イ	¹⁰シ	⁸バ	¹⁰シ	■
⁵ツ	¹¹ウ	⁴チ	¹²ヨ	¹¹ウ	■	⁵ツ	¹²ヨ	⁶キ
■	⁶キ	■	¹¹ウ	■	⁶キ	¹³ク	⁸バ	⁷リ
¹ハ	¹⁴ン	⁸バ	⁹イ	⁹イ	¹⁴ン	■	²ナ	■
⁵ツ	■	⁵ツ	■	⁶キ	⁶キ	⁹イ	¹⁰シ	⁶キ
¹³ク	⁴チ	⁶キ	⁶キ	■	¹²ヨ	⁶キ	■	¹²ヨ
⁵ツ	¹⁴ン	■	¹³ク	¹¹ウ	⁴チ	¹²ヨ	¹¹ウ

数字⇔文字対応表

1	2	3	4	5	6	7	8	9
ハ	ナ	ミ	チ	ツ	キ	リ	バ	イ

10	11	12	13	14
シ	ウ	ヨ	ク	ン

16日目 マッチ棒計算

① 4+2=6

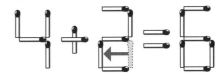

② 5×1=8−3

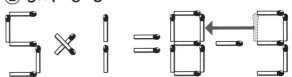

17日目 穴埋めしりとり

①
かおあわせ
（顔合わせ）
↓
せみしぐれ
（蝉時雨）
↓
れーすあみ
（レース編み）
↓
みちしるべ
（道標）
↓
べるまーく
（ベルマーク）
↓
くちぐるま
（口車）

②
しるくはっと
（シルクハット）
↓
とわずがたり
（問わず語り）
↓
りすとあっぷ
（リストアップ）
↓
ぷろやきゅう
（プロ野球）
↓
うわさばなし
（噂話）
↓
しらがあたま
（白髪頭）

18日目 重ねてタイル

A・C・E

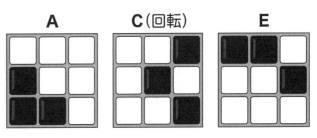

24日目 ワンペア探し

① 南

春	湖	山	南	谷	秋
喜	東	起	雨	北	晴	怒
木	結	月	今	古	星	承
楽	老	若	夜	西	川
曇	南	哀	轄	草	夏
冬	丘	風	満	池

② オ

ユ	キ	ス	ネ	ヤ	ア
イ	オ	ノ	ヘ	メ	リ
コ	ケ	レ	フ	ハ	ン
ナ	ロ	ツ	ニ	セ	オ
ヌ	テ	ト	ウ	ク	ヒ
シ	カ	タ	マ	ル	サ

③ 199

564	218	362	185	931	256	748	643	395	482
962	199	417	522	110	897	637	202	490	329
801	942	603	077	423	712	876	628	574	014
540	777	081	252	378	405	510	656	798	101
864	608	220	311	999	231	444	199	596	920

25日目 6×6ナンプレ

①

6	4	5	3	2	1
1	3	2	5	4	6
2	5	1	4	6	3
4	6	3	2	1	5
5	2	6	1	3	4
3	1	4	6	5	2

②

4	6	2	1	3	5
3	1	5	6	2	4
5	2	3	4	1	6
6	4	1	2	5	3
1	5	4	3	6	2
2	3	6	5	4	1

26日目 時計計算

① 10時22分

② 12時35分

③ 23時46分

④ 0時7分

21日目 マーク計算

38

（3+1+3+4+1+5+12+7+2=38）

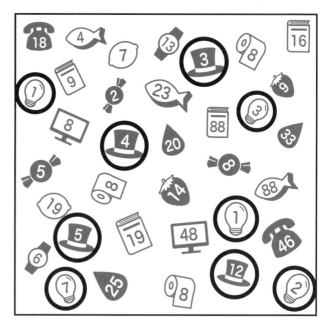

22日目 並べ替え熟語作り

① 手弁当 （てべんとう）

② 一番星 （いちばんぼし）

③ 話半分 （はなしはんぶん）

④ 以心伝心 （いしんでんしん）

⑤ 晴耕雨読 （せいこううどく）

⑥ 反面教師 （はんめんきょうし）

23日目 バラバラ二字熟語

① 語学

② 読書

③ 散歩

④ 盆栽

⑤ 演奏

⑥ 将棋

⑦ 撮影

⑧ 菜園

⑨ 俳句

29日目 熟語しりとり迷路

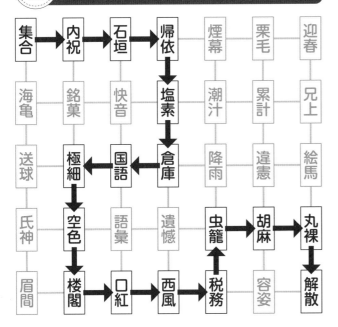

30日目 イラストジグソー

G・J・Q

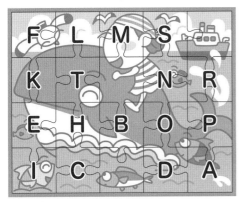

31日目 漢字詰めクロスワード

① 無芸大食

給	食D		有	利
	事	実	無A	根
陶		物		川
芸B	術	大C	学	
家	中		生	命

② 人生行路

美	人A	画		旅
女	心		一	路D
	一	家	言	
生B	新		一	見
活		単	行C	本

27日目 言葉つなぎ

①

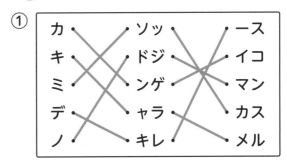

カンゲイコ（寒稽古）
キャラメル
ミソッカス（味噌っかす）
デキレース（出来レース）
ノドジマン（のど自慢）

②

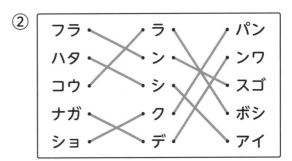

フランスゴ（フランス語）
ハタシアイ（果たし合い）
コウラボシ（甲羅干し）
ナガデンワ（長電話）
ショクパン（食パン）

28日目 ピース塗り絵

バラ

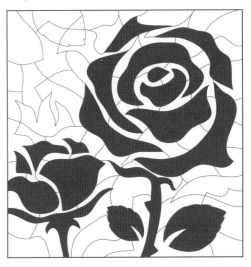

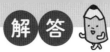

35日目 まちがい探し

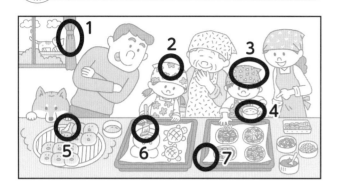

【まちがい箇所】
（1）カーテン留めの位置が違う
（2）柄の位置が違う
（3）バンダナが飛び出ている
（4）器の中身が違う
（5）パンが欠けている
（6）刷毛が長い
（7）クッキングペーパーの角が大きい

36日目 ナンバークロスワード

カ	ミ	ワ	ザ	■	シ	カ	エ	シ
カ	■	リ	ツ	シ	ユ	ン	■	シ
ワ	キ	ザ	シ	■	ザ	ツ	シ	ユ
リ	カ	ン	■	バ	ン	バ	■	ン
■	ン	■	エ	イ	■	キ	サ	キ
サ	キ	ユ	キ	■	カ	■	ザ	■
カ	■	キ	■	ザ	イ	サ	ン	カ
リ	エ	キ	リ	ツ	■	サ	カ	サ
バ	ツ	■	キ	キ	ミ	ミ	■	イ

数字⇔文字対応表

1	2	3	4	5	6	7	8	9
カ	ミ	ワ	ザ	シ	エ	リ	ツ	ユ

10	11	12	13	14
ン	キ	バ	サ	イ

32日目 マッチ棒計算

① 3×13=39

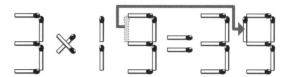

② 5+5=7+3

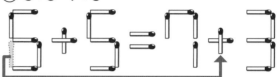

33日目 穴埋めしりとり

①
おくりがな
（送り仮名）
↓
なまえまけ
（名前負け）
↓
けたちがい
（桁違い）
↓
いとでんわ
（糸電話）
↓
わすれもの
（忘れ物）
↓
のどぼとけ
（喉仏）

②
うしろすがた
（後ろ姿）
↓
たらいまわし
（たらい回し）
↓
しかけはなび
（仕掛花火）
↓
びるでぃんぐ
（ビルディング）
↓
ぐらじおらす
（グラジオラス）
↓
すぽーつまん
（スポーツマン）

34日目 重ねてタイル

A・B・D

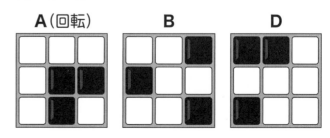

A（回転）　B　D

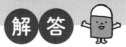
40日目 ワンペア探し

① 65

88	43		57		94
15	26	84	30	65	21
33	79	28	86		77
32		25	72		44
	85		10	42	
22	98		54	71	
60	65		19	27	12

② 鯉

兎	猪	鯛	蛍	狼	亀
犀	鯉	豹	蛙	狸	蚊
獏	蚕	蝶	羊	鶏	龍
蛇	鮫	虎	蟹	豚	鴨
雉	熊	隼	鯉	雁	猿
鹿	雀	象	牛	鳩	狐

③ す

の	せ	ぬ	ま	さ	れ	あ	は	ほ	
	ゐ	で	も	ね	ん	そ	ぎ	ち	お
ぺ	め	ひ	わ	す	つ	に	ゑ	ろ	け
	み	ゆ	る	ぷ	と	を	こ	ら	し
た	な	よ	り	う	む	が	や	す	

41日目 6×6ナンプレ

①

6	5	3	2	4	1
1	4	2	5	6	3
3	1	6	4	5	2
5	2	4	3	1	6
2	6	5	1	3	4
4	3	1	6	2	5

②

1	3	5	4	6	2
6	2	4	3	1	5
5	4	2	1	3	6
3	1	6	5	2	4
4	6	1	2	5	3
2	5	3	6	4	1

37日目 マーク計算

43

（4+7+8+3+2+10+3+5+1=43）

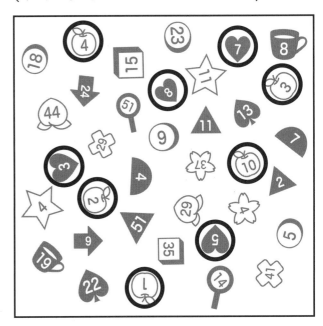

38日目 並べ替え熟語作り

① 金字塔 （きんじとう）

② 道案内 （みちあんない）

③ 忠臣蔵 （ちゅうしんぐら）

④ 回転木馬 （かいてんもくば）

⑤ 先手必勝 （せんてひっしょう）

⑥ 大願成就 （たいがんじょうじゅ）

39日目 バラバラ二字熟語

① 垣根

② 廊下

③ 座敷

④ 縁側

⑤ 障子

⑥ 納戸

⑦ 土間

⑧ 天袋

⑨ 押入

44日目 ピース塗り絵

ネコ

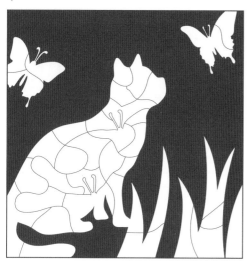

45日目 記憶合わせ&計算

【B】計算の解答

① 5+9=14
② 3×6=18
③ 9÷3=3
④ 8−4=4
⑤ 14+7=21
⑥ 4+18=22
⑦ 15−9=6
⑧ 11×3=33
⑨ 88÷8=11

正答数は計算の正解数ではなく、【C】の覚えていた絵の数を記入してください。

46日目 熟語しりとり迷路

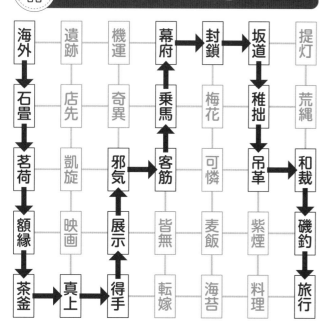

42日目 時計計算

① 6時24分
② 2時6分
③ 3時17分
④ 6時30分

43日目 言葉つなぎ

①

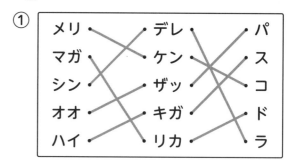

メリケンコ （メリケン粉）
マガリカド （曲がり角）
シンデレラ
オオザッパ （大雑把）
ハイキガス （排気ガス）

②

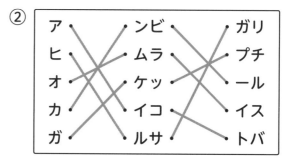

アイコトバ （合言葉）
ヒルサガリ （昼下がり）
オムライス
カンビール （缶ビール）
ガケップチ （崖っぷち）

49日目 マッチ棒計算

① 8−8=0

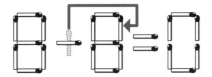

② 3+2+1=6

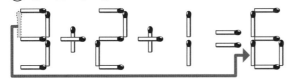

50日目 穴埋めしりとり

①
きみのなは
（君の名は）
↓
はしたがね
（はした金）
↓
ねつさまし
（熱さまし）
↓
しゃにむに
（遮二無二）
↓
にまいじた
（二枚舌）
↓
たびがらす
（旅烏）

②
あふたーけあ
（アフターケア）
↓
あしでまとい
（足手まとい）
↓
いっぽんみち
（一本道）
↓
ちょうおんぱ
（超音波）
↓
ぱりじぇんぬ
（パリジェンヌ）
↓
ぬれてであわ
（濡れ手で粟）

51日目 重ねてタイル

A・D・E

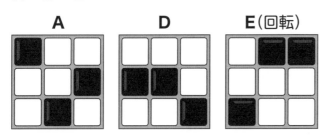

47日目 イラストジグソー

B・H・P

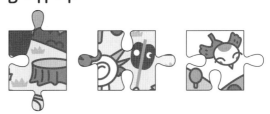

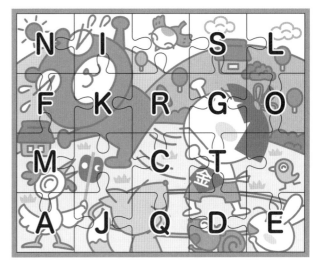

N	I		S	L
F	K	R	G	O
M		C	T	
A		J	Q	D	E

48日目 漢字詰めクロスワード

① 義理人情

風	■	水	中	花
情D	愛	■	心	房
■	国	際	人C	■
地	主	■	物	理B
道	義A	心	■	想

② 一心同体

平	熱	■	一A	般
安	心B	立	命	■
京	■	方	■	透
■	正	体D	不	明
素	直	■	同C	感

54日目 マーク計算

30
（6+1+2+1+0+13+3+4=30）

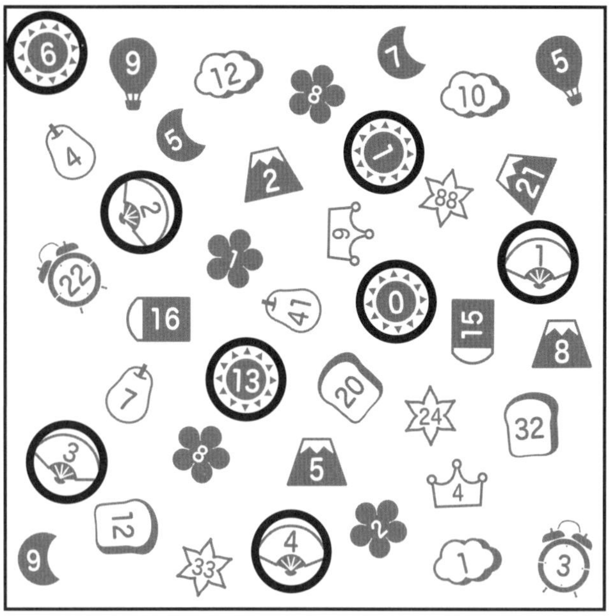

55日目 並べ替え熟語作り

① 四天王（してんのう）
② 紙風船（かみふうせん）
③ 千秋楽（せんしゅうらく）
④ 馬耳東風（ばじとうふう）
⑤ 朝令暮改（ちょうれいぼかい）
⑥ 単純明快（たんじゅんめいかい）

56日目 バラバラ二字熟語

① 踏破
② 開花
③ 飛躍
④ 好調
⑤ 合格
⑥ 栄達
⑦ 繁盛
⑧ 発展
⑨ 結実

52日目 まちがい探し

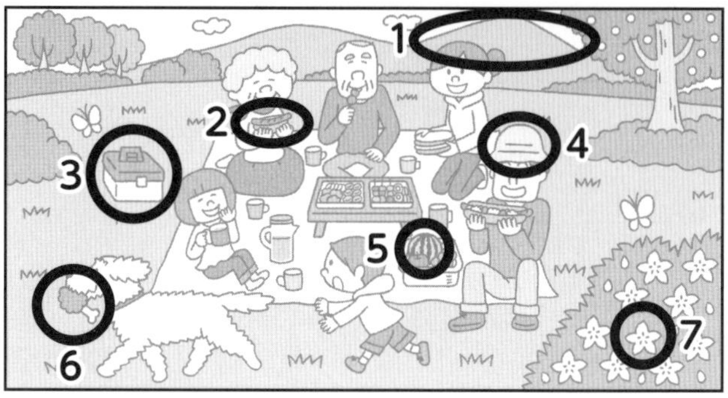

【まちがい箇所】
（1）山の大きさが違う
（2）パンの中身が違う
（3）クーラーボックスの向きが違う
（4）帽子の形が違う
（5）梨がスイカになっている
（6）帽子が肉になっている
（7）花の位置が違う

53日目 ナンバークロスワード

1 タ	2 ビ	3 サ	4 キ	■	4 キ	5 ン	6 ム	7 ク
8 イ	■	6 ム	9 ラ	3 サ	4 キ	■	10 シ	9 ラ
6 ム	3 サ	3 サ	2 ビ	■	11 カ	10 シ	12 ヤ	■
■	9 ラ	■	12 ヤ	1 タ	8 イ	■	7 ク	10 シ
8 イ	3 サ	3 サ	11 カ	■	11 カ	7 ク	10 シ	5 ン
2 ビ	■	8 イ	■	11 カ	8 イ	10 シ	12 ヤ	7 ク
4 キ	12 ヤ	7 ク	10 シ	12 ヤ	■	5 ン	■	1 タ
■	10 シ	■	3 サ	7 ク	9 ラ	■	11 カ	5 ン
4 キ	12 ヤ	2 ビ	5 ン	■	6 ム	9 ラ	12 ヤ	7 ク

数字⇔文字対応表

1	2	3	4	5	6	7	8	9
タ	ビ	サ	キ	ン	ム	ク	イ	ラ

10	11	12
シ	カ	ヤ

59日目 時計計算

① 7時53分
② 1時35分
③ 8時23分
④ 14時25分

60日目 イラストジグソー

C・M・T

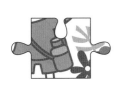 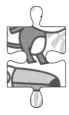 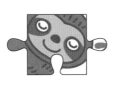

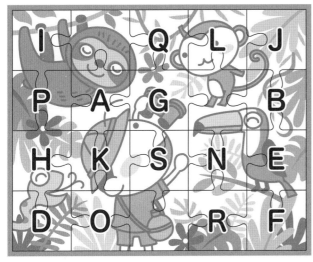

60日間いかがでしたか？
最後に60日前とその後の正答数を
比べてみましょう。
日々の成長が見えて、
達成感がアップするかも？

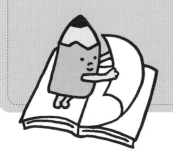

57日目 ワンペア探し

① レ

ゼ	サ	ミ	ト	ツ	ゴ
ン	ナ	マ	ワ	ア	モ
ハ	メ	エ	ク	ル	レ
キ	フ	ウ	ム	リ	ネ
ソ	レ	ラ	タ	テ	ロ
ゲ	ヘ	フォ	ヌ	カ	ボ

② T

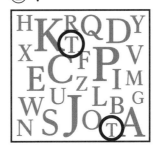

③ 菫

筍	葵	蓼	杏	柳	葛	米	薊	芹	韮	萩
豆	麦	栗		蕾	苺	梅	楓	梨	菫	菱
茜		桜		桃	李	橘	芥	菊	棗
蕪	柿		菫	蘭	菖	桑	蕨	柚	葱	竹
芋	菜	柑	橙	蓮	蕗	藤	瓜	茶	椿	茸

58日目 6×6ナンプレ

①

2	4	3	5	1	6
6	5	1	3	2	4
4	6	5	1	3	2
1	3	2	6	4	5
5	1	4	2	6	3
3	2	6	4	5	1

②

6	5	2	3	4	1
3	4	1	2	5	6
1	6	5	4	2	3
4	2	3	6	1	5
2	1	6	5	3	4
5	3	4	1	6	2

監修者プロフィール
浦上克哉（うらかみ・かつや）
1983年、鳥取大学医学部医学科を卒業。同大大学院の博士課程を修了し、1990年より同大の脳神経内科にて勤務。2001年4月に同大保健学科生体制御学講座環境保健学分野の教授に就任。2005年より同大の医用検査学分野病態解析学の教授を併任。2011年に日本認知症予防学会を設立、初代理事長に就任。2022年より鳥取大学医学部保健学科認知症予防学講座の教授に就任し、現在に至る。日本老年精神医学会理事、日本老年学会理事、日本認知症予防学会専門医。特定非営利活動法人高齢者安全運転支援研究会理事。

参考文献・資料
『科学的に正しい認知症予防講義』(浦上克哉 著／翔泳社)
『認知症予防で運転脳を鍛える』(浦上克哉 著／JAFメディアワークス)
『運転脳を続けるための認知症予防』(浦上克哉 著／JAFメディアワークス)
『すぐに忘れてしまう自分が怖くなったら読む本』(浦上克哉 監修／徳間書店)
『認知症&もの忘れはこれで9割防げる!』(浦上克哉 著／三笠書房)

※本書は、警視庁ウェブサイト
「認知機能検査について」の内容をもとに制作しています。
https://www.npa.go.jp/policies/application/
license_renewal/ninchi.html

編集協力	キューパブリック(西脇正純・河西あゆみ)
問題制作	石村明淑　海山 幸　杉本幸生　ごとうみほこ　フジサワミカ
デザイン	テイクオフ
イラスト	村上智行
校正	滄流社
企画・編集	澤村尚生　小林杏菜

監修者	浦上克哉
パズル制作	キューパブリック
編集人	澤村尚生
発行人	倉次辰男
発行所	株式会社主婦と生活社
	〒104-8357 東京都中央区京橋3-5-7
	☎03-3563-5058(編集部)
	☎03-3563-5121(販売部)
	☎03-3563-5125(生産部)
	https://www.shufu.co.jp/
製版所	東京カラーフォト・プロセス株式会社
印刷所	大日本印刷株式会社
製本所	共同製本株式会社

ISBN978-4-391-15944-8

いきいき
大人の
脳活ドリル&健康生活60日